CLAUDIA BECK

LOW CARB

200 TOP REZEPTE

für

Frühstück, Mittagessen, Abendessen, Brot und Brötchen, Kuchen und Desserts

ISBN-13: 978-1540730220

ISBN-10: 1540730220

Inhaltsverzeichnis

1. Was bedeutet Low Carb?

Low Carb steht für „Low Carbohydrates“, also englisch für „wenige Kohlenhydrate“. Kohlenhydrate sind die erste Quelle auf die der Organismus zurückgreift, um den Körper mit ausreichend Energie zu versorgen. Diese Energie wird in Wärme und Bewegung umgesetzt. Überschüssige Energie wird allerdings in Fettzellen eingelagert. Diese dienen dem Körper als „Überlebensreserve“ für schlechte Zeiten. Unser Organismus ist immer noch so programmiert wie in der Steinzeit. Unsere Vorfahren konnten nicht einfach die Kühlschranktür aufmachen und zum Essen greifen, sie mussten sich die Nahrung auf andere Weise besorgen. Und das war nicht immer einfach. Es gab also durchaus Situationen, in denen man etwas länger auf Nahrung verzichten musste. Und daher stellten diese „Fettreserven“, die der Organismus einlagerte, einen großen Vorteil im Überlebenskampf. Was aber für unsere Vorfahren ein Vorteil war, hat sich in unserer modernen Industriegesellschaft, wo Nahrung im Überfluss vorhanden ist, in einen Nachteil verwandelt. Was oft zu den typischen „Zivilisationskrankheiten“ wie Übergewicht, Herz-Kreislauferkrankungen, oder Diabetes führt. Der erste, der sich wissenschaftlich mit diesem Thema befasste, war der österreichische Arzt Wolfgang Lutz. Er erlangte die Aufmerksamkeit der Medien, als er 1958 bekanntgab, dass er seit längerem nur noch 72 Gramm Kohlenhydrate pro Tag über die Nahrung aufnehmen würde, und dass sich dadurch sein Gesundheitszustand wesentlich verbessert hätte. Aber wohl der bekannteste Wissenschaftler, der die Low-Carb Diät weltberühmt machte, ist der amerikanische Arzt Robert Atkins, der in den 70er Jahren, als Ergebnis seiner Forschungen auf dem Gebiet der Ernährung, die Atkins-Diät entwickelte.

2. Wie funktioniert Low Carb ?

Wie schon oben erwähnt, verwendet unser Organismus als ersten Energielieferanten unseren Kohlenhydratspeicher. Erst wenn dieser aufgebraucht ist, greift er zu den Fettreserven. Wenn wir nun weniger Kohlenhydrate durch die Nahrung aufnehmen, zwingen wir unseren Organismus auf die Fettreserven zurückzugreifen, um den Körper mit ausreichend Energie zu versorgen. Wenn Sie nun Low Carb einsetzen wollen, um einfach gesünder zu leben und sich fitter zu fühlen, dann sollten Sie zwischen 70 und 100 g. Kohlenhydrate/Tag zu sich nehmen, entsprechend Ihrer Größe, Ihrem Körpergewicht und Ihrem Geschlecht (Männer haben einen anderen Stoffwechsel und können mehr aufnehmen als Frauen). Falls Sie viel Sport treiben oder einen körperlich anstrengenden Beruf ausüben, brauchen Sie eine höhere Menge. Wenn Sie Low Carb einsetzen möchten, um abzunehmen, dann sollten Sie zwischen 30 und 50 g. Kohlenhydrate/Tag über die Nahrung aufnehmen. Und hier ein noch Tipp, um schneller und effektiver Fett zu verbrennen:

Obwohl es fast keine Rolle spielt, wann Sie Sport treiben, gibt es doch eine Tageszeit, wo Sie effektiver Fett verbrennen. Und das ist morgens vor dem Frühstück. Da Ihr Organismus während der Nacht Kalorien verbrennt, die er in Energie für die lebensnotwendigen Körperfunktionen umwandelt, wachen Sie mit relativ niedrigen Werten für Kohlenhydrate und Blutzucker auf. Und das ist die beste Voraussetzung, um Fett zu verbrennen. Der Grund liegt darin, dass Kohlenhydrate die bevorzugte Energiequelle für den Körper darstellen. Als erstes bedient er sich also bei den Kohlenhydraten, um den eigenen Energiebedarf zu decken. Erst, wenn dieses Energiereservoir erschöpft ist, zapft der Organismus die zweite Energiequelle an, das Körperfett. Das heißt jetzt nicht, dass alle Ihre sportlichen Aktivitäten frühmorgens stattfinden müssen, aber Sie sollten versuchen jeden Tag, vor dem Frühstück, ein kurzes Training einzuplanen. Es reicht, wenn Sie jeweils 15 Minuten laufen oder Rad fahren. Fangen Sie immer recht langsam an, steigern Sie sukzessive das Tempo, und bringen Sie Ihren Puls in den letzten 5 Minuten auf Höchstfrequenz. Da, wie schon oben erwähnt, Ihr Kohlenhydratreservoir gering ist, wird Ihr Organismus gezwungen sein, auf das gespeicherte Fett zurückzugreifen, um Ihrem Körper die nötige Energie liefern zu können. Auf diese Weise werden Sie viel leichter und schneller Fett verbrennen.

3. Was darf man essen?

Low carb ist vor allem eine Kombination aus eiweiß- und fettreichen Lebensmitteln, wobei „gutes" Fett wie z.B. Olivenöl oder Kokosöl zum Einsatz kommt. Bei der Low Carb-Diät dürfen Sie so viel essen bis Sie satt sind. Man braucht bloß auf die richtige Kombination von Fleisch, Eiern, Fisch und Gemüse zu achten und Weißmehlprodukte, Kartoffeln und Reis auszuschließen. Beim Obst sollten Sie versuchen, Ihren Bedarf zu 3/4 mit Früchten zu decken, die einen geringen/mittleren Zuckeranteil aufweisen, wie Sie der folgenden Liste entnehmen können:

1. Niedriger Fruchtzuckeranteil:

Avocado, Papaya, Aprikose, Pfirsich, Mandarine, Nektarine.

2. Mittlerer Fruchtzuckeranteil:
Pflaume, Grapefruit, Erdbeere, Ananas, Orange, Brombeere, Stachelbeere, Wassermelone, Banane, Himbeere.

3. Hoher Fruchtzuckeranteil:
Sauerkirschen, Kiwi, Honigmelone, Apfel, Blaubeeren.

4. Sehr hoher Fruchtzuckeranteil:
Süßkirschen, Birnen, Weintrauben, Zuckermelone, Mango.

4. Was sollte man vermeiden?

Zucker. Ein Durchschnittsbürger verbraucht circa 40 Kg. Zucker im Jahr. Denn Zucker kommt nicht nur in den Kaffee oder den Tee. Zucker ist in allen Fertiggerichten, allen industriell gefertigten Getränken, in Soßen, Konserven und Milchprodukten, in Kekse, Kuchen, Süßigkeiten, etc. vorhanden. Dabei ist Zucker ein Gift. Es macht nicht nur dick, sondern verursacht auch gesundheitliche Probleme. Zucker erzeugt im Körper einen Mineralstoffmangel, was wiederum Karies und Fettsucht verursacht, zum vorzeitigen Altern führt, das Immunsystem schwächt, und zu Krankheiten wie Diabetes und Osteoporose führen kann. Zucker schadet auch dem Verdauungsapparat, und kann das Risiko von Herzerkrankungen, und Autoimmunerkrankungen wie Multiple Sklerose, Arthritis, Asthma, enorm erhöhen. Wenn Sie also gesünder leben wollen, sollten Sie Zucker meiden, und es durch etwas anderes ersetzen. Als Zuckerersatz eignen sich besonders gut Xylit, Erythrit, oder Stevia. Stevia bietet den Vorteil, dass es Karies entgegenwirkt und den Zuckerspiegel nicht verändert, also auch für Diabetiker geeignet ist. In kleinen Mengen sind auch roher Honig und Ahornsirup erlaubt.

Alle industriell gefertigten Getränke und Fruchtsäfte. Lassen Sie sich nicht von der Werbung irritieren, die Ihnen etwas von Null Kalorien vorgaukelt. Auch die sogenannten „Light"-Getränke enthalten immer noch zu viel Zucker. Also streichen Sie ganz aus Ihrer Liste alle Limonaden, Cola-Sorten, Fruchtsäfte, usw. die Sie im Supermarkt finden. Wenn Sie gerne Fruchtsäfte trinken, dann bereiten Sie sich diese frisch zu Hause vor.

Alle Weißmehlprodukte (Weißbrot, Nudeln, etc.) und Reis. In kleinen Mengen können Sie Vollkornreis, Vollkornnudeln und Vollkornbrot essen. Aber Brot können Sie ganz durch andere Brotsorten, die ohne Weizenmehl hergestellt werden, ersetzen. Einige Rezepte finden Sie in diesem Buch.

5. Die 200 Low Carb Rezepte

Hinweise:

Bei allen Rezepten sind die Nährwerte und die Zeiten angegeben. Wobei hier sowohl die Vorbereitungszeit wie auch die für das Kochen/Backen notwendige Zeit berücksichtigt wurde. Wenn nicht anders angezeigt, sind die Rezepte für 2 Portionen gedacht. Bei Zutaten wie Eier, Karotten, Zwiebeln, Äpfeln, Bananen, usw. ist, wenn nicht anders angegeben, von einer mittleren Größe auszugehen.

Die Angaben der Kalorien und der Nährwerte verstehen sich pro Portion.

Bedeutung der Abkürzungen:

g = Gramm

ml = Milliliter

EL = Esslöffel

TL = Teelöffel

Pkg =Packung

Kcal = Kilokalorien

KH = Kohlenhydrate

E = Eiweiß

F = Fett

Min. = Minuten

FRÜHSTÜCK

Herzhafte Rezepte

1. Gefülltes Omelett

Kcal 320 - KH: 6,5 g - E: 23,2 g - F: 38,6 g   Fertig in: 20 Min.

Zutaten:
3 Eier; 2 EL Olivenöl; 60 ml Sahne; 30 ml Milch;
2 Scheiben Salami; 1/2 Chilischote; 1/2 rote Paprika; 1/2 Zwiebel; Kräuter nach Wahl; 1/2 Handvoll Rucola; Salz, Pfeffer.

Zubereitung:
Die Eier mit Sahne und Milch verrühren, Salami in dünne Streifen schneiden, die Chilischote und Paprika entkernen, Chili fein hacken, Paprika in Streifen schneiden, Zwiebel schälen, in feine Streifen schneiden, Gemüse in Öl andünsten, Salami zufügen und weitere 2 Min. dünsten. In einer anderen Pfanne 2 Omeletts stocken lassen, halbieren und mit Gemüse und Rucola gefüllt servieren.

2. Shrimps-Omelette

Kcal 250 - KH 4,3 g - E 18,7 g - F 20,4 g Fertig in: 15 Min.

Zutaten:
1 Frühlingszwiebel; 1 EL Olivenöl; 1/2 rote Paprikaschote; 3 Eier; 150 g Shrimps (verzehrfertig, gegart); 2 Salatblätter; Salz, Pfeffer.

Zubereitung:
Frühlingszwiebel putzen und waschen, das Weiße fein würfeln; das Grüne in Ringe schneiden, beiseitelegen. 1 TL Öl in einer Pfanne erhitzen. Zwiebelwürfel darin bei mittlerer Hitze glasig dünsten. Die halbe Paprikaschote waschen und klein würfeln. Eier mit 1 EL Wasser, Salz und Pfeffer verquirlen und gedünstete Zwiebeln unterrühren. Restliches Öl in der Pfanne erhitzen. Eiermasse hineingießen, mit Paprikawürfeln und Shrimps bestreuen und zugedeckt bei kleiner Hitze circa 10 Minuten stocken lassen. Salatblätter waschen, trocknen und auf 2 Teller verteilen. Omelett mit restlichen Zwiebeln bestreuen und mit Salz und Pfeffer würzen.

3. Omelett mit Brokkoli

Kcal 350 - KH 5,8 g - E 27,5 g - F 31,4 g Fertig in: 20 Min.

Zutaten:
150 g Brokkoli; 1 Zwiebel; 50 g Würfelspeck; 4 Eier; 50 ml Milch; 1EL Olivenöl; 50 g geriebener Parmesan; Salz, Pfeffer.

Zubereitung:
Brokkoli waschen, Röschen abschneiden und in kochendes Wasser geben, kurz blanchieren. Wasser abgießen und Brokkoli abtropfen lassen. Zwiebel schälen, in feine Streifen schneiden und in Öl 3 Min. andünsten. Speck und Brokkoli zufügen, kurz anbraten. Eier mit Milch aufschlagen, würzen und über den Brokkoli gießen und mit Parmesan bestreuen, zugedeckt 10 Min. stocken lassen.

4. Omelett mit Spargel

Kcal 310 - KH 8 g - E 21 g - F 26 g Fertig in 30 Min.

Zutaten:
3 Eier; 250 g grüner Spargel; 1/2 rote Chilischote; 1 EL Olivenöl; 1/2 Knoblauchzehe; 1/2 Bund Basilikum; 2 Stiele Petersilie; Ein Stück Parmesankäse (20 g); Salz; Pfeffer.

Zubereitung:
Spargel waschen, im unteren Drittel schälen, Enden abschneiden. Dann in 6-7 Stücke schneiden. Chili halbieren, entkernen, fein hacken. Knoblauch schälen und fein hacken. Parmesan fein reiben. Basilikum- und Petersilienblätter waschen und abtrocknen. Einige Basilikumblätter beiseitelegen, restliche fein hacken. Öl in einer Pfanne erhitzen und den Spargel darin ca. 5 Minuten, bei mittlerer Hitze, braten. Knoblauch und Chili zugeben, kurz mitbraten. Eier in einer Schüssel verquirlen. Parmesan und Kräuter untermischen, mit Salz und Pfeffer würzen. Mischung über den Spargel gießen. Zugedeckt bei kleiner Hitze 8-10 Min. stocken lassen. Omelett auf einen Teller stürzen und mit den Basilikumblättern garnieren.

5. Omelett mit Pilzen

Kcal 240 - KH 2 g - E 13 g - F 19 g Fertig in: 20 Min.

Zutaten:
3 Eier; 50 ml Sahne; 100 g Champignons; 1 Frühlingszwiebel; Chili; 1 EL Olivenöl; Petersilie; Salz.

Zubereitung:
Champignons unter fließendem Wasser waschen und in Scheiben schneiden. Frühlingszwiebel waschen, in dünne Ringe schneiden und kurz in Öl anbraten. Eier mit der Sahne aufschlagen, würzen und über die Pilze gießen, mit fein gehackter Petersilie bestreuen, 8-10 Min. stocken lassen.

6. Omelett mit Paprika und Tomaten

Kcal 185 - KH 5,8 g - E 8,2 g - F 13,2 Fertig in: 20 Min.

Zutaten:
3 Eier; 2 kleine gelbe Paprikaschoten; 2 mittelgroße Tomaten;
2 EL saure Sahne; 1 Zwiebel; 1 Knoblauchzehe; 1 Zweig Thymian;
1 EL Olivenöl; 5-6 Stiele Petersilie; Salz, Pfeffer, Muskatnuss.

Zubereitung:
Zwiebel schälen und würfeln. Paprikaschoten halbieren, entkernen, waschen und in feine Streifen schneiden. Stielansätze der Tomaten keilförmig herausschneiden. Tomaten kurz in kochendes Wasser tauchen, herausnehmen, kalt abspülen und die Haut abziehen. Tomaten würfeln. Thymian waschen, trockenschütteln, Blättchen abzupfen und fein hacken. Knoblauch schälen und halbieren. Eine beschichtete Pfanne mit der halbierten Knoblauchzehe ausreiben. Öl in der Pfanne erhitzen. Zwiebelwürfel und Thymian darin bei mittlerer Hitze andünsten. Paprikastreifen zufügen und 2-3 Minuten andünsten, Tomatenwürfel zufügen und alles weitere 2-3 Minuten dünsten. Eier und saure Sahne verquirlen, mit Salz, Pfeffer und abgeriebenem Muskat würzen. Die Eimischung über das Gemüse gießen und bei kleiner Hitze nach Geschmack 5-8 Minuten stocken lassen. Petersilie waschen, trockenschütteln, Blättchen abzupfen und hacken. Auf das Gemüse-Omelett streuen und servieren.

7. Omelett mit Feta und Tomaten

Kcal 380 - KH 3 g - E 21 g - F 28 g Fertig in: 20 Min.

Zutaten:
4 Eier; 2 EL Sahne; 6 Cherrytomaten; 50 g Feta; 1 EL Butter;
1 Frühlingszwiebel; 4-5 Stängel Petersilie; 1 EL Olivenöl;
Salz, Pfeffer.

Zubereitung:
Tomaten vierteln. Feta würfeln, Petersilie fein hacken. Zwiebel in Ringe schneiden. Eier und Sahne verquirlen, mit Salz und Pfeffer abschmecken. In einer Pfanne Butter erhitzen. Eimischung dazu geben, Deckel auflegen und bei geringer Hitze 8-10 Min. stocken lassen. Öl in einer zweiten Pfanne erhitzen. Cherrytomaten dazu geben, kurz anbraten, die Zwiebel dazu geben, mit Salz und Pfeffer würzen. Herdplatte ausmachen, den Feta dazu geben und alles durchschwenken. Tomaten-Feta Salat auf das Omelett geben und zusammenklappen. Auf eine Platte oder einen Teller gleiten lassen.

8. Omelett mit Spinat und Tomaten

Kcal 194 - KH 5 g - E 15 - F 10,5 Fertig in: 15 Min.

Zutaten:
4 Eier; 1 Handvoll Blattspinat; 1 große Zwiebel; 5Cherrytomaten;
1 Schuss Milch; 2 EL Olivenöl; Salz, Pfeffer.

Zubereitung:
Zwiebel kleinhacken und mit etwas Öl in eine Pfanne geben und glasig braten. Spinat waschen und trocken schleudern. Ebenfalls in die Pfanne geben und alles mehrmals durchmischen und anbraten. Cherrytomaten waschen und halbieren. In die Pfanne geben. Eier in einer Schüssel schlagen und mit einem Schuss Milch verdünnen. Alles verquirlen und in die Pfanne geben und stocken lassen. Mit Salz und Pfeffer würzen und servieren.

9. Gemüseomelett auf provenzalisch

Kcal 260 - KH 2,9 g - E 2,2 g - F 12,8 g   Fertig in: 20 Min.

Zutaten:
4 Eier; 1/2 rote Paprika; 1/2 Zucchini; 1/2 Aubergine; 1 Schalotte; 1 Knoblauchzehe; 1 EL fettarme Milch; 1 EL Olivenöl; 1 TL getrocknete Kräuter der Provence ; 1 EL schwarze Oliven, entsteint ; Salz, Pfeffer.

Zubereitung:
Paprika entkernen und in feine Streifen schneiden. Aubergine und Zucchini in etwa 1 cm große Würfel schneiden. Öl in einer Pfanne erhitzen, das Gemüse zugeben und unter gelegentlichem Rühren bei mittlerer Hitze 2-3 Min. anbraten. Schalotte und Knoblauch schälen, und fein hacken. Schalotten- und Knoblauchwürfel zum Gemüse geben, kurz mitbraten und kräftig mit Salz und Pfeffer würzen. Eier, Milch und Kräuter verquirlen. Eimischung über das Gemüse geben, zugedeckt 5 Minuten bei mittlerer Hitze stocken lassen. Die Oliven hacken und über das Omelett streuen.

10. Rühreі mit Speck und Bärlauch

Kcal 235 - KH 1,8 g - E 6,2 g - F 3,4 g   Fertig in: 15 Min.

Zutaten:
4 Eier; 4 EL Schlagsahne; 20 g magerer Speck, gewürfelt; 1/2 Bund Bärlauch; 1 EL Butter; Salz, Pfeffer aus der Mühle.

Zubereitung:
Bärlauch fein schneiden. Speck in einer Pfanne knusprig auslassen. Eier und Sahne verquirlen, mit Salz und Pfeffer würzen. Butter zum Speck geben und zerlassen, die Eiermilch hineingießen und bei schwacher Hitze stocken lassen, dabei die Eimasse locker mit einem Pfannenwender zusammenschieben. Zum Servieren Rührei auf Teller anrichten und Bärlauch darüber streuen.

11. Rührei mit Schnittlauch und Muskat

Kcal 163 - KH 1,6 g - E 11 g - F 12,6 g Fertig in: 15 Min.

Zutaten:
4 Eier; 1 1/2 EL Sojamilch; 1 1/2 EL Mineralwasser;
1/4 Bund Schnittlauch; Muskat, Salz, Pfeffer aus der Mühle.

Zubereitung:
Eier, Milch und Mineralwasser in einer Schüssel mit einer Gabel verquirlen. Mit Salz und Pfeffer würzen. Eimasse in eine beschichtete Pfanne gießen und bei kleiner Hitze stocken lassen, dabei mit einem Pfannenwender mehrfach vom Pfannenrand zur Mitte durch die Eimasse ziehen. Eier mit etwas Muskat würzen und mit dem gehackten Schnittlauch servieren.

12. Rührei mit Avocado und Grünkohl

Kcal 350 - KH 6,5 g - E 21 g - F 27 g Fertig in: 10 Min.

Zutaten:
4 Eier; 1 kleine Avocado; 2 Blatt Grünkohl; 6 Cherry-Tomaten;
50 g Feta; 1 Schuss Milch; 1 EL Olivenöl; Salz, Pfeffer.

Zubereitung:
Öl in einer Pfanne erhitzen. Eier in einer Schüssel schlagen und mit einem Schuss Milch etwas auflockern. Mit Salz und Pfeffer würzen und alles mit einer Gabel vermischen. In die Pfanne geben und unter ständigem Rühren die stockende Eiermasse zerrupfen. Nur kurz auf dem Herd lassen. Dann das Rührei auf einen Teller geben. Avocado teilen und vom Kern und der Schale entfernen. Eine Hälfte in lange Streifen schneiden. Tomaten waschen und teilen. Den Grünkohl waschen und etwas zerrupfen und auf das Rührei legen. Dann die Avocado und die Tomaten ebenfalls darauf geben. Den Feta zerbröseln und über dem Teller verteilen.

13. Rührei mit Räucherlachs

Kcal 280 - KH 2,1 g - E 6,8 g - F 9,4 g   Fertig in: 10 Min.

Zutaten:
3 Eier; 6 Scheiben geräucherter Lachs; 2 EL Milch;
1 EL gehackte Dillspitzen; 1 EL Butter; Salat für die Garnitur;
1 kleine Schale Remoulade; Salz, Pfeffer aus der Mühle.

Zubereitung:
Eier und Milch verquirlen, mit Salz und Pfeffer würzen. Butter in einer Pfanne erhitzen, Eimasse dazugeben und bei gelegentlichem Rühren stocken lassen. Rührei auf Teller verteilen, mit Dill bestreuen und den Lachs dazu legen. Dazu etwas frischer grüner Blattsalat mit Chicoreeblättern. Mit Remouladensoße servieren.

14. Spiegelei in Paprikaring

Kcal 157 - KH 2,8 g - E 13,4 g - F 10,3 g   Fertig in: 10 Min.

Zutaten: 4 Eier; 1 große rote oder gelbe Paprika; Salz, Pfeffer.
Zubereitung:
Paprika in etwa 1,5 cm breite Streifen schneiden und in eine mit Öl bestrichene Pfanne legen. Ein Ei pro Paprikaring aufschlagen und bei mittlerer Hitze braten. Mit Salz und Pfeffer würzen.

15. Spiegelei in Avocado

Kcal 298 - KH 1 g - E 9 - F 29 g   Fertig in: 20-25 Min.

Zutaten: 2 kleine Eier; 1 Avocado; Chiliflocken; Salz.
Zubereitung:
Ofen auf 200° C vorheizen. Avocado halbieren und etwas Fruchtfleisch entfernen. Nun ein Ei pro Avocado-Hälfte einfüllen. Für ca. 15-20 Min. backen. Etwas Salz und Chiliflocken darüber streuen und servieren.

16. Spiegelei mit Zwiebeln und Salbei

Kcal 285 - KH 6 g - E 16 g - F 22 g Fertig in: 20 Min.

Zutaten:
4 Eier 150 g Zwiebeln; 10 Salbeiblätter; 1 1/2 EL Butterschmalz; 1 EL Mandelmehl; 1 TL Paprikapulver; Salz, Pfeffer.

Zubereitung:
Zwiebeln schälen und in dünne Ringe schneiden. Salbeiblätter abspülen und trockenschütteln. Einen halben EL Butterschmalz in einer Pfanne erhitzen, Salbeiblätter kurz knusprig anbraten und auf Küchenkrepp abtropfen lassen. Restliches Butterschmalz erhitzen, Zwiebelringe dünn mit Mandelmehl bestäuben und bei mittlerer Hitze etwa 10 Minuten in der Pfanne braten. Gelegentlich wenden und mit Salz und Paprikapulver würzen. Eier einzeln auf die heißen Zwiebeln geben, mit einem Deckel abdecken, bei mittlerer Hitze stocken lassen und mit Salz und Pfeffer würzen. Die gebratenen Salbeiblätter darüber streuen und servieren.

17. Spiegelei mit Schinken und Käse

Kcal 237 - KH 1 g - E 18g - F 18g Fertig in: 10 Min.

Zutaten:
4 Eier; 100g Kochschinken; 50g geriebener Käse; 1 EL Butter; Salz, Pfeffer.

Zubereitung:
Zunächst die Butter in einer Pfanne erhitzen. Parallel dazu den Schinken würfeln und dann in der Pfanne anbraten. Nun die Sahne in die Pfanne geben und alles auf mittlerer Stufe aufkochen lassen. Anschließend die vier Eier wie Spiegeleier auf die Schinken-Sahne-Masse in die Pfanne schlagen und nach Belieben mit Salz und Pfeffer würzen. Sobald die Eier beginnen leicht zu stocken, Käse darüber streuen und solange weiter ausbacken, bis das Ei den gewünschten Garpunkt erreicht hat. Mit Salz und Pfeffer würzen und servieren.

18. Spiegelei mit Bacon

Kcal 280 - KH 4,8 g - E 16 g - F 21 g Fertig in: 10 Min.

Zutaten:
4 Eier; 4 Lagen Frühstücksspeck; 8 Cherry-Tomaten; Frische Kräuter; Butter; Salz, Pfeffer.

Zubereitung:
Speck portionsweise in einer heißen Bratpfanne knusprig anbraten, auf einen mit Küchenrolle ausgelegten Teller geben und beiseite stellen. In derselben Pfanne etwas Butter zerlassen und die Eier anbraten, die halbierten Tomaten dazugeben und kurz mitbraten. Mit Salz und Pfeffer würzen, auf einem Teller zusammen mit dem Speck anrichten und servieren.

19 Gefüllte Salatrollen

Kcal 97 - KH 2.5g - E 14.5g - F 3g Fertig in: 15 Min.

Zutaten:
2 große Blätter Eisbergsalat; 1 Stange Frühlingszwiebel; 100g magerer Schinken; 1/4 rote Paprika; 2 EL griechischer Joghurt; 1/2 Handvoll frische Kräuter; Salz, Pfeffer.

Zubereitung:
Joghurt und Kräuter vermischen, und mit Salz und Pfeffer würzen. Paprika waschen und kleinschneiden. Zwiebel waschen und in kleine Ringe schneiden. Salat waschen und trocknen. Mit etwas Kräuterjoghurt beschmieren. 1-2 Scheiben Schinken darauf legen, und mit Paprika und Zwiebeln garnieren. Alles mit etwas Druck zusammenrollen, aber aufpassen, dass das Salatblatt nicht aufplatzt. Mit einem Zahnstocher festmachen. Zum Servieren aufschneiden und jedes Stück ebenfalls mit einem Zahnstocher festmachen.

20. Lachsrollen in Avocado

Kcal 450 - KH 11,2 g - E 13,5 g - F 36,4 g   Fertig in: 10 Min.

Zutaten:
2 Avocados; 2 Tomaten; 1 Zitrone; 6 - 8 Scheiben Räucherlachs; 6-8 Stangen Schnittlauch; Rosa Beeren; Balsamico, Salz, Pfeffer.

Zubereitung:
Avocados halbieren, Kern entfernen und über Kreuz einschneiden. Tomaten achteln. Zitrone halbieren. Eine Hälfte in dünne Schiffchen schneiden. Pfeffer in die Avocadohälften streuen. Lachs einrollen und in die Vertiefung der Avocadohälfte legen. Von der zweiten Zitronenhälfte mit der Reibe Zitronenzesten herstellen und über den Lachs streuen. Tomate und Zitrone zum Lachs geben und mit Schnittlauch und Rosa Beeren garnieren. Nach Belieben salzen und mit Balsamico beträufeln.

21. Spinatrolle mit Lachs

Kcal 267 - KH 4,5 g - E 25 g - F 18,5   Fertig in: 30 Min.

Zutaten:
150 g Spinat (TK); 50 g geriebener Parmesan;
50 g magerer Frischkäse; 100 g Lachs; Salz.

Zubereitung:
Backofen auf 200 °C mit Umluft vorheizen und ein Backblech mit Backpapier bereitstellen. Spinat mit dem geriebenen Parmesan in einer Schüssel vermischen, leicht salzen und aufs Backblech kippen. Mit einem Schaber gleichmäßig zu einem Rechteck verstreichen. Ca. 15 Minuten backen und wieder aus dem Ofen nehmen. Eine Weile abkühlen lassen, mit Frischkäse bestreichen und mit dem Lachs belegen. Alles zusammenrollen und in eine Alufolie geben. Über Nacht in den Kühlschrank legen. Ca. 1 Zentimeter dicke Scheiben von der Rolle schneiden.

22. Tomaten-Rucola-Salat mit Parmesan

Kcal 296 - KH 7 g - E 12,8 g - F 23,1 g Fertig in: 15 Min.

Zutaten:
200g Rucola; 150g Tomaten; 50g Parmesan (grob);
2 EL Essig (Balsamico); 2 EL Olivenöl; Salz, Pfeffer.

Zubereitung:
Rucola in circa 3-4cm lange Stücke zupfen. Stiele entsorgen. Tomaten mehrfach mit kochendem Wasser übergießen, bis sich die Haut zu lösen beginnt. Haut vorsichtig abziehen und Stielansatz entfernen. Tomaten würfeln und mit dem Rucola vermischen. Aus Essig und Öl ein Dressing anrichten. Mit Salz und Pfeffer abschmecken und im Anschluss über Tomaten und Rucola geben. Gründlich vermischen. Parmesan über den Salat streuen.

23. Zucchiniröllchen mit Frischkäse und Lachs

Kcal 70 - KH2,4 g - E 3,4 g - F3,1 g Fertig in: 15 Min.

Zutaten:
1 Zucchini; 150g Frischkäse; 150g Räucherlachs; 1 Zitrone;
1 EL Olivenöl; Salz, Pfeffer, Zahnstocher.

Zubereitung:
Zucchini der Länge nach in Scheiben von ca. 0,5 cm Dicke schneiden. In einer Pfanne kurz anbraten. Dann mit Frischkäse bestreichen und Salz und Pfeffer würzen. Die Lachsscheiben auf dem Frischkäse platzieren und die Zucchini aufrollen. Das Ende mittels eines Zahnstochers fixieren. Am Ende die Röllchen mit etwas Zitronensaft beträufeln.

24. Salat mit Schinken und Hüttenkäse

Kcal 400 - KH 9,3 g - E 32,2 g - F 25,3 g   Fertig in: 10 Min.

Zutaten:

200 g Hüttenkäse; 150 g gekochter Schinken; 100 g Kirschtomaten 100 g rote Paprika; 100 g Snack-Gurke; 2 TL Tomatenmark; 1 TL Balsamico; 150 g Avocado; 1 EL gemischte Kräuter; Salz und Pfeffer.

Zubereitung:

Schinken in Streifen schneiden. Tomaten halbieren. Avocado, Paprika und Gurke in Stücke schneiden. Alle Zutaten mischen und dann mit Salz und Pfeffer abschmecken.

25. Pfannkuchen mit Früchten

Kcal 332 - KH 9g - E 21g - F 23g Fertig in: 15 Min.

Zutaten:
100 g Frischkäse; 4 Eier; 2 TL Zimt; 30 g Xylit;
Prise Salz; 2 EL Kokosöl; Früchte nach Wahl.

Zubereitung:
Alle Zutaten (außer dem Öl und den Früchten) mit einem Handrührgerät zu einem Teig vermischen. Danach kurz ruhen lassen. In eine erhitzte Pfanne mit etwas Öl geben und bei mittlerer Temperatur braten. Nach 2-3 Minuten mit einem Schaber wenden. Pfannkuchen (je nach Größe) stapeln und mit Früchten nach Wahl belegen und einrollen.

26. Sojajoghurt mit Erdbeeren und Nüssen

Kcal 253 - KH 12,5 g - E 14,9 g - F 15 g Fertig in: 10 Min.

Zutaten:
300 g Sojajoghurt; 150 g Erdbeeren; 100 g Mango;
2 Stiele Minze; 6 Walnüsse; 6 Mandeln.

Zubereitung:
Erdbeeren waschen, das Grün entfernen, halbieren, den Stielansatz herausschneiden und in kleine Stücke schneiden. Mango schälen und in kleine Würfel schneiden. Walnüsse und Mandeln zerkleinern und in einer beschichteten Bratpfanne leicht anrösten. Eine Schicht Sojajoghurt in ein Glas füllen, dann Erdbeeren, Mango und Nüsse darüber geben. Eine weitere Schicht Joghurt hineingeben und obendrauf die restlichen Erdbeeren, Mangostücke und Nüsse verteilen. Mit etwas Minze dekorieren und servieren.

27. Müsli mit Quark und Walnüssen

Kcal 210 - KH 17,4g - E 72,0g - F 20g   Fertig in: 20 Min.

Zutaten:
60g Eiweißpulver; 6 EL Magerquark; 8 EL Wasser;
2 TL Flohsamen; 2 Messerspitzen echte Vanille;
10 Walnüsse; 3 EL Früchte der Saison; Evtl. Xylit nach Bedarf.

Zubereitung:
Eiweißpulver, Quark, Flohsamen und Wasser miteinander verrühren und für 15-20 Minuten im Kühlschrank ziehen lassen. Walnüsse hacken, Obst in Stücke schneiden. Alles zusammen geben, unterheben und servieren.

28. Obstsalat mit Hüttenkäse

Kcal 440 - KH 19,9 g - E 29,6 g - F 25 g   Fertig in: 10 Min.

Zutaten:
400 g Hüttenkäse mit 20% Fett; 100 g Heidelbeeren;
100 g Himbeeren; 100 g kleingeschnittene Aprikose;
50 g Haselnüsse gehackt; 50 ml Zitronensaft; 2 TL Xylith.

Zubereitung:
Hüttenkäse mit dem Zitronensaft und der Süße mischen. 2/3 der Haselnüsse unterrühren. Dann vorsichtig das Obst untermischen. Mit den restlichen Haselnüssen bestreuen.

29. Warme Haferflocken mit Apfel und Zimt

Kcal 347 - KH 50 g - E 20 g - F 5 g   Fertig in : 15 Min.

Zutaten:
150 g Haferflocken; 400 ml Wasser; 6 Eiweiß; 1 Apfel; 2 TL Zimt.

Zubereitung:
Wasser zum Kochen bringen, Apfel in Stücke schneiden und mit den Haferflocken ins Wasser geben. Auf mittlere Hitze reduzieren und 5 min. köcheln lassen. Eigelb und Eiweiß trennen. Dann Eiweiß langsam dazu geben und mit einem Schneebesen rühren bis sich eine dicke und cremige Masse gebildet hat. Hitze auf niedrige Stufe stellen und weiter durchrühren bis alles schön fluffig ist. Herd ausschalten und Zimt einrühren.

30. Joghurt mit Früchten und Chia-Samen

Kcal 303 - KH 24g - E 13.5 g - F 16.5g   Fertig in: 20 Min.

Zutaten:
200 ml Wasser; 2 EL Mandelmilch; 5 EL Chia-Samen;
200 g Naturjoghurt; 1 EL Honig; 2 Blatt Minze;
3 EL Früchte der Saison.

Zubereitung:
Wasser und etwas Mandelmilch mischen. Chia-Samen dazu geben und durchrühren. Mindestens 15 Minuten stehen und quellen lassen. Honig in den Joghurt einrühren und die eingeweichten Chia-Samen unterrühren. Früchte nach Wahl darauf anrichten. Mit 2 Blättern Minze garnieren.

31. Müsli mit Hüttenkäse, Apfel und Banane

Kcal 208,5 - KH 19,8g - E 9,1g - F 8,9g   Fertig in: 10 Min.

Zutaten:
200 g Hüttenkäse; 1 geriebener Apfel; 1 Banane;
2 EL Leinsamen, geschrotet; 2 EL Mandeln, gehackt;
2 EL Sojamilch; 1 TL Xylit.

Zubereitung:
Apfel klein reiben, Banane in Scheiben schneiden. Aus Käse und Sojamilch eine cremige Masse rühren, mit Xylit abschmecken. Früchte sowie den Leinsamen und die Mandeln hinzugeben. Gut umrühren.

32. Joghurt mit Erdbeeren und Pinienkernen

Kcal 205 - KH 16 g - E 9 g - F 11 g   Fertig in: 5 Min.

Zutaten: 300 g Erdbeeren; 300 g Naturjoghurt; 2 EL Pinienkerne.

Zubereitung:
Erdbeeren in Stücke schneiden, Joghurt darüber geben und das Ganze mit den Pinienkernen toppen.

33. Apfelschmarrn mit Chia-Samen

Kcal 394 - KH 16,0 g - E 27,2 g - F 22,6 g   Fertig in: 15 Min.

Zutaten:
200 ml Milch; 2 Eier; 20 g Kokosmehl; 30 g Eiweißpulver Vanille; 20 g Chia-Samen; 1/2 TL Backpulver; 1 kleiner Apfel; 1 1/2 TL Xylit; 20 g Kokosöl; 20 g Puder-Erythrit; Etwas Zimt, oder Spekulatiusgewürz.

Zubereitung:
Apfel schälen, entkernen und in Stücke schneiden. Ei, Milch und trockene Zutaten kräftig mixen. Kokosöl in einer Pfanne erhitzen und die Apfelstücke anbraten. Teigmischung zufügen und wie einen Pfannkuchen braten. Wenn die Unterseite braun ist, mit einem Holzschaber zerteilen und vorsichtig wenden. Auf einem Teller anrichten und mit dem Puder-Erythrit bestreuen. Etwas Zimt oder Spekulatiusgewürz dazugeben.

34. Müsli mit Erdnüssen

Kcal 197,1 - KH 6,1 - E 21,4g - F 9,6g   Fertig in: 15 Min.

Zutaten:
250 g Magerquark; 4-5 EL Wasser; 2 EL Leinsamen; 2 EL Erdnüsse, gehackt; Saisonales Obst; Etwas Xylit zum süßen.

Zubereitung:
Quark mit Wasser zu einer Masse verrühren, Leinsamen dazugeben und ca. 10 Minuten quellen lassen. Nüsse hacken und Obst in kleine Stücke schneiden. Alles zum Quark geben, umrühren und nach Belieben süßen.

35. Joghurt mit Mandeln und Mandarinen

Kcal 48 - KH 3,5 g - E 2,6 g - F 2,5 g Fertig in: 5 Min.

Zutaten:
300 Gramm Naturjoghurt; 100 Gramm Mandarinen;
10 Gramm gehobelte Mandeln; 10 Gramm Chia Samen;
10 Gramm Sonnenblumenkerne.

Zubereitung:
Joghurt in einen Teller geben und alle anderen Zutaten darauf verteilen.

36. Pfannkuchen mit Joghurt und Erdbeeren

Kcal 320 - KH 11 g - E 26 g - F 21 g Fertig in: 10 Min.

Zutaten:
4 Eier; 150 g Naturjoghurt; 150 g Erdbeeren; 3 EL Milch;
20 ml Kokosöl; 2-3 weiße Mandeln; 2 EL Vanille-Proteinpulver;
1 EL Xylit; Eine Prise Salz.

Zubereitung:
Mit den 4 Eiern, Xylit, Milch, Eiweißpulver, Salz und etwas Kokosöl einen Teig verrühren und in eine, mit etwas Kokosöl, vorgeheizte Pfanne geben und in kleinen Häufchen verteilen bis die Pfanne ausgefüllt ist. Die Erdbeeren waschen und halbieren. Nach 3 Minuten die Pfannkuchen wenden. Vor dem Servieren den Joghurt, die Erdbeeren und ein paar weiße Mandeln über die Pfannkuchen geben.

37. Quark mit Blaubeeren und Rosinen

Kcal 428 - KH 17,4 g - E 28,2 g - F 27,5 g Fertig in: 5 Min.

Zutaten:
400 g Quark (20% Fett); 150 g Blaubeeren; 1 Handvoll Rosinen;

Zubereitung:
Quark in einer Schale mit Blaubeeren und Rosinen verrühren und servieren.

38. Hüttenkäse mit Himbeeren und Walnüssen

Kcal 207 - KH 16 g - E 21 g - F 7 g Fertig in: 5 Min.

Zutaten: 300 g Hüttenkäse; 150 g Himbeeren; 2 TL Waldhonig.

Zubereitung:
Himbeeren waschen, mit dem Hüttenkäse vermengen, und mit Honig toppen.

39. Pfannkuchen mit Blaubeeren

Kcal 371 - KH 7 g - E 45 g - F 16g Fertig in: 20 min

Zutaten:
4 Eier; 200 g Blaubeeren; 100 g Quark mit 20% Fett;
60 g Soja-Eiweißpulver; 50 ml Wasser; 1/2 TL Kokosöl;
10 Tropfen flüssigen Stevia.

Zubereitung:
Eiweißpulver mit Eiern und Wasser glattrühren. Einige Minuten ziehen lassen. Blaubeeren mit dem Quark in eine Schüssel geben, pürieren und mit flüssigem Stevia abschmecken. Kokosöl in einer Pfanne erhitzen, Teig portionsweise hinzugeben und Pfannkuchen goldgelb backen. Danach mit der Blaubeeren Quark-Creme bestreichen, aufrollen und servieren. Am besten warm essen.

40. Quark mit Schokolade und Kiwi

Kcal 195 - KH 10 - E 15g - F 5 g   Fertig in: 20 min

Zutaten:
200g Magerquark; 4 Kiwis; 10g Bitterschokolade (geraspelt, 80% Kakao); 10g Pinienkerne; Etwas Xylit oder Stevia zum süßen.

Zubereitung:
Pinienkerne kurz in einer Pfanne anrösten. Kiwis schälen und in kleine Stücke schneiden. Den Quark in eine Schüssel geben, kurz mit dem Schneebesen aufschlagen und nach Belieben süßen. Kiwi-Stücke unterheben. Zum Schluss den Kiwi-Quark in zwei Schalen füllen, und mit Pinien und Schokoraspeln bestreuen.

41. Pfannkuchen mit Apfelmus und Zimt

Kcal 394 - KH 4g - E 50g - F 42g   Fertig in: 20 Min.

Zutaten:
100 g Frischkäse; 3 Eier; 3 EL Apfelmus; 1 EL Kokosöl;
10 g gemahlene Mandeln; 4 TL Butterfett; 1 TL Zimt.

Zubereitung:
Kokosöl in einer Pfanne leicht erhitzen und etwas abkühlen lassen. Mit Mandeln, Eiern, Apfelmus, Frischkäse und Zimt in einer Schüssel zu einem Teig schlagen. Die Pfanne erhitzen und 1 TL Butterfett hinzugeben und schmelzen lassen. Jeweils 1/8 der Teigmenge in die Pfanne geben und 2 Minuten anbraten lassen. Vorsichtig wenden und nochmals ca. 1,5 Minuten braten lassen. Diesen Vorgang wiederholen bis der Teig zu Ende ist.

42. Quark mit Schokolade und Erdbeeren

Kcal 310 - KH 7,5 g - E 21 g - F 4,3 g   Fertig in: 10 Min.

Zutaten:
400 Gramm Magerquark; 4 Stück Eiklar; 2 Erdbeeren;
10 Gramm Bitterschokolade (80 % Kakao);
2 TL Kakao; 1 TL Xylit.

Zubereitung:
Eiklar steif schlagen. Quark mit Xylit verrühren. Eisschnee drunter rühren. 1 EL von der Masse beiseitelegen. Kakaopulver in die größere Menge verrühren und in eine Schale geben. Entnommene kleine Menge als "Sahnehäubchen" drauf setzen. Erdbeeren vierteln und drauf dekorieren. Etwas Schokolade drüber raspeln und das restliche Stück mittig der Erdbeeren stecken.

MITTAGESSEN

Suppen

43. Brokkoli-Cremesuppe

Kcal 121 - KH 9 g - E 9 g - F 5 g   Fertig in: 10 Min.

Zutaten:
400 g Brokkoli; 1000 ml Gemüsebrühe; 2 EL Saure Sahne;
Salz, Pfeffer, Schnittlauch.

Zubereitung:
Brokkoli in Gemüsebrühe ca. 5 Minuten kochen und dann rausnehmen. 4 Röschen zur Seite legen, Rest mit 2 EL Schmand pürieren. Nun Brühe zugeben, bis die Suppe sämig ist. Vorm Servieren jede Portion mit 2 Röschen und Schnittlauch garnieren, mit Salz und Pfeffer abschmecken.

44. Kohlsuppe mit roter Paprika

Kcal 476 - KH18,3 g - E 24,9 g - F 32,1 g   Fertig in: 20 Min.

Zutaten:
400 g Spitzkohl; 100 g rote Paprika; 50 g Karotten;
30 g rote Zwiebel gehackt; 250 ml Tomaten-Passata;
150 ml Kokosmilch; 20 g gelbe Currypaste; Etwas Chili;
150 g Lachsfilet ohne Haut in Streifen geschnitten;
10 ml Kokosöl; Salz, Pfeffer.

Zubereitung:
Kohl und Paprika in Streifen, Karotten in Scheiben schneiden. Zwiebel in Würfel hacken. In einem Topf das Kokosöl erhitzen. Die Zwiebelwürfel glasig andünsten. Currypaste hinzufügen und kurz anschwitzen. Kohl, Paprika und Karotten dazugeben und alles 2-3 Minuten braten. Mit Tomaten-Passata und Kokosmilch ablöschen. Noch das Chili untermischen. Für 7-8 Minuten kochen lassen. Mit Salz und Pfeffer abschmecken. Zum Schluss noch die Lachsstreifen in die heiße Suppe geben und 4-5 Minuten gar ziehen lassen.

45. Kürbissuppe

Kcal 284 - KH 23,9g - E 4,9g - F 18,7g   Fertig in: 45 Min.

Zutaten:
1/2 Hokkaido-Kürbis; 100 ml Gemüsebrühe; 30 g frischer Ingwer;
1/2 TL Currypulver; 1/2 Stange Zitronengras;
1/2 Dose Kokosmilch; 1 kleine Zwiebel; 1 Chili;
1/2 TL Salz ; 1 TL Xylit, Pfeffer.

Zubereitung:
Hokkaido-Kürbis waschen, halbieren und das weiche Innenleben und die Kerne entfernen. Den halben Kürbis nun in 2 bis 3 cm große Würfel zerteilen und zusammen mit der Zwiebel, dem klein geschnittenen Zitronengras und dem fein geriebenen Ingwer in einem Topf anbraten. Mit der Brühe ablöschen und Curry, frischen Pfeffer, Chili, Salz und Xylit hinzugeben. Das Ganze einkochen lassen, bis die Suppe cremig wird und die Schale des Kürbisses weich ist. Nun vorsichtig pürieren und anschließend die Kokosmilch hinzufügen und weitere 10 Minuten einkochen lassen. Noch einmal mit Salz und Pfeffer abschmecken.

46. Karottensuppe mit Apfel und Goji-Beeren

Kcal 188 - KH 18.8g - E 4.3g - Fett 6.1g Fertig in: 60 Min.

Zutaten:
250 g Karotten; 100 ml Karottensaft; 30 g Gojibeeren;
1 Zwiebel; 1/2 Chilischote; 30 g getrocknete Apfelscheiben;
400 ml Gemüsebrühe; 50 ml Kokosmilch; Salz, Pfeffer.

Zubereitung:
Den Karottensaft und die Gojibeeren verrühren und ca. 30 Minuten einweichen lassen. Die Zwiebel und die halbe Chilischote kleinhacken und ca. 3 Minuten in einer Pfanne glasig dünsten. Die Karotten in feine Scheiben schneiden. Apfelscheiben, Karotten und Gemüsebrühe hinzufügen und alles zusammen für 20-30 Minuten köcheln lassen. Die Mischung zusammen mit der Kokosmilch pürieren bis alles sämig ist. Dann den Karottensaft mit den Gojibeeren hinzufügen und mit Salz und Pfeffer abschmecken.

47. Gurkensuppe mit saurer Sahne

Kcal 230 - KH 1,8 g - E 1,0 g - F 4,9 g Fertig in: 20 Min.

Zutaten:
100 g Salatgurke; 50 g Porree; 100 g saure Sahne; 20 g Butter;
20 g Senf ; 200 ml Wasser; 5 Gramm Gemüsebrühe Instantpulver;
10 g Johannisbrotkernmehl; 1 Prise Salz.

Zubereitung:
Salatgurke schälen. Gurke und Porree klein schneiden. Butter in einem Topf flüssig werden lassen und dann Gurke und Porree mit hinein geben und dünsten. Wasser mit Gemüsebrühe, saurer Sahne und Mehl verrühren und mit in den Topf gießen. Salz und Senf hineingeben und ca.5 Minuten köcheln lassen.

48. Lauchsuppe mit Blumenkohl

Kcal 161 - KH 13,2 g - E 7,1 g - F 3,3 g Fertig in: 30 Min.

Zutaten:
1 Stange Lauch; 1/2 Blumenkohl; 1 Möhre; 1 kleine Zwiebel;
1 kleine Kartoffel; 1 EL Olivenöl; 400 ml Gemüsefond;
50 ml Weißwein; 1/4 Bund Petersilie; 1/4 Bund Dill;
1 Stängel Thymian; Salz, Weißer Pfeffer.

Zubereitung:
Lauch in Scheiben schneiden. Blumenkohlröschen vom Stiel schneiden. Möhre und Zwiebel schälen und in dünne Scheiben schneiden. Kartoffel schälen und würfeln. Olivenöl im großen Topf erhitzen und Lauch, Möhre und Zwiebel anschwitzen. Blumenkohl und Kartoffel dazugeben und kurz anbraten Mit Weißwein ablöschen und kurz kochen lassen, damit der Alkohol verdunstet. Mit Gemüsefond aufgießen und auf kleiner Hitze für mindestens 10 Minuten zugedeckt köcheln lassen. Kräuter hacken und zur Suppe geben. Lauchsuppe mit dem Stabmixer pürieren, mit Salz und Pfeffer abschmecken und servieren.

49. Grünkohlsuppe mit Schmelzkäse

Kcal 213,8 kcal - KH 7,4g - E 8,8g - F 15,8g Fertig in: 40 Min.

Zutaten:
1 kleiner Grünkohl; 200 ml Gemüsebrühe; 100g Schmelzkäse;
1 kleine Zwiebel; 1/2 Knoblauchzehe; Etwas Gänseschmalz;
Etwas Senf; Etwas Muskatnuss; Salz, Pfeffer.

Zubereitung:
Zwiebel und Knoblauch kleinschneiden und in Schmalz glasig anbraten. In der Zwischenzeit den Grün-kohl putzen, kleinschneiden und kurz mitschmoren lassen. Mit Brühe ablöschen und zum Kochen bringen. Hitze reduzieren, etwa 10 Minuten köcheln lassen, dann mit einem Stabmixer pürieren. Nun den Käse hinzugeben und unter gelegentlichem Rühren schmelzen lassen. Weitere 8 bis 10 Minuten köcheln lassen und abschließend mit Senf, Muskat, Salz und Pfeffer abschmecken.

50. Lachscremesuppe

Kcal 316 - KH 5,8 g - E 19,4 g - F 24,5 g   Fertig in: 30 Min.

Zutaten:

150 g Lachsfilet; 4 Garnelen mit Schwanz; 200 ml Gemüsebrühe; 100 ml Sahne; 50 ml Milch; 1/2 Schalotte; 1 Knoblauchzehe; 1/4 Salatgurke; 10 g Tomatenmark; 2 Stängel Petersilie; 1 EL Olivenöl; frischer Zitronensaft; Salz, Pfeffer aus der Mühle.

Zubereitung:

Lachs in Würfel schneiden. Gurke schälen, längs halbieren und mit einem Löffel die Kerne entfernen. Gurkenhälfte nochmals halbieren und in Scheiben schneiden. Schalotte und Knoblauch schälen und fein würfeln. Petersilie grob hacken. Öl in einen großen Topf geben und Schalotte und Knoblauch darin andünsten. Tomatenmark dazugeben und verrühren. Mit Gemüsebrühe ablöschen und auffüllen. Milch und Sahne dazugeben und unter Rühren aufkochen lassen. Suppe für mehrere Minuten bei mittlerer Hitze köcheln lassen, dann mit einem Pürierstab fein pürieren. Lachs, Garnelen und Gurkenstücke dann zur Suppe geben und für einige Minuten köcheln lassen. Suppe mit Salz und Pfeffer würzen und mit Zitronensaft abschmecken. Petersilie dazugeben, nochmals umrühren und heiß servieren.

51. Brokkoli Gemüsegratin

Kcal 462 - KH 15g - E 35.5g - F 26g Fertig in: 30 Min.

Zutaten:
2 Kopf Brokkoli; 100g Champignons; 2 Tomaten; 3 Stangen Frühlingszwiebeln; 1 große rote Paprika; 100 g Gouda Light gerieben; 6 Scheiben Mozzarella ; 2 EL Olivenöl ; Salz, Pfeffer.

Zubereitung:
Brokkoli in Röschen schneiden und in einem Topf mit Wasser zum kochen bringen. Wasser leicht salzen. Brokkoli-Röschen ins kochende Wasser geben und die Hitze reduzieren. Für fünf Minuten garen und dabei gelegentlich umrühren. Anschließend alles abgießen und mit kaltem Wasser abschrecken. Zur Seite stellen. Backofen auf 180 °C mit Ober- und Unterhitze vorheizen. Champignons, Tomaten, Paprika und Zwiebeln kleinhacken und mit einem Esslöffel Olivenöl in einer Pfanne kurz scharf anbraten und mit etwas Salz und Pfeffer würzen. Brokkoli-Röschen in eine passende kleine bis mittelgroße ofenfeste Form geben und verteilen. Das Gemüse aus der Pfanne gleichmäßig darüber verteilen. Alles mit einer Handvoll geriebenem Light Käse (ca. 100g) bestreuen. Sechs dünne Scheiben Mozzarella von der Kugel schneiden und oben auf das Gratin legen. Nochmal etwas mit Salz und Pfeffer würzen. Dann für ca. 20 Minuten auf hoher Position backen.

52. Champignonpfanne

Kcal: 647 - KH 7,1 g - E 11,9 g - F 66,9 g   Fertig in: 20 Min.

Zutaten:
500 g Champignons; 20 g Bauchspeck; 2 Schalotten; 2 EL Butter; 250 ml Sahne; 50 ml Weißwein; 1 EL Olivenöl; 1/2 Bund Petersilie; 1-2 Stängel Rosmarin; Salz, Pfeffer, Muskat.

Zubereitung:
Champignons putzen und vierteln. Schalotten schälen und fein würfeln. Kräuter waschen, trocknen und hacken. Bauchspeck in kleine Würfel schneiden. Olivenöl in einer Pfanne erhitzen und Schalotten und Bauchspeck andünsten. Butter und Pilze dazugeben und mit anbraten. Mit Weißwein ablöschen und für mehrere Minuten bei starker Hitze kochen lassen. Sahne in die Pilzpfanne gießen und köcheln lassen. Mit Salz und Pfeffer würzen und durchrühren. Kräuter einrühren, frisch geriebene Muskatnuss darüber streuen.

53. Zucchiniauflauf mit Hüttenkäse

Kcal 209 - KH 2,9 g - E 4,4 g - Fett 2,2 g Fertig in: 70 Min.

Zutaten:
600 g Zucchini; 100 g Karotten; 250 g Hüttenkäse; 4 Scheiben magerer Schinken; 1 Ei; 1 ½ EL Parmesan gerieben; 3 EL Milch; 1 Zwiebel; Eine Prise Knoblauch getrocknet; 1 EL Petersilie, gehackt; Mediterrane Gewürze nach Belieben.

Zubereitung:
Zucchini und Karotten waschen, putzen und in dünne Scheiben schneiden. Zwiebel ebenfalls schälen und klein würfeln. Das Gemüse in einer Auflaufform vermischen und mit Gewürzen, Knoblauch, Salz und Pfeffer abschmecken. Das Ei mit den beiden Sorten Käse verrühren, leicht salzen und pfeffern, die Milch dazu rühren, ebenfalls den Schinken, anschließend die Mischung über dem Gemüse verteilen. Im vorgeheizten Ofen bei 200 Grad ca. 60 Minuten goldbraun backen.

54. Griechische Gemüsepfanne

Kcal 440,5 - KH 20,0g - E 26,1g - F 27,8g   Fertig in: 30 Min.

Zutaten:
3 rote Paprika; 1 Zucchini; 200g Schafskäse; 1 kleine Zwiebel; 1 große Tomate; 1 Knoblauchzehe; 1 EL Olivenöl; Salz, Pfeffer.

Zubereitung:
Die in kleine Streifen geschnittene Zwiebel und die gewürfelte Tomate in einer großen Pfanne in Olivenöl heiß anbraten. Währenddessen Paprika waschen und entkernen und zusammen mit der Zucchini in kleine Stücke schneiden. Wenn die Zwiebeln eine leichte Bräune aufweisen und der Großteil des Tomatenwassers verdampft ist, die geschnittenen Zucchini und Paprika mit in die Pfanne geben und garen lassen. In der Zwischenzeit den Schafskäse in kleine Würfel schneiden. Sind die Paprika und die Zucchini gar und ist das ausgetretene Wasser vollständig verdampft, die Schafskäsewürfel mit in die Pfanne geben und auf niedriger Temperatur schmelzen lassen. Nun noch kurz mit Pfeffer und etwas Salz abschmecken.

55. Mediterrane Gemüsepfanne

Kcal 569 - KH 19,2 g - E 23,5 g - F 43,2 g   Fertig in: 20 Min.

Zutaten:
500 g Zucchini; 200 g Karotten; 200 g Kirschtomaten; 50 g grüne Oliven ohne Stein in Kräuter mariniert; 150 g Halloumi in Stücke geschnitten; 50 g rote Zwiebel gehackt; 2 Zehen Knoblauch fein gewürfelt; 75 g Avocado; 1 EL Rosmarin; 20 ml Olivenöl.

Zubereitung:
Zucchini und Möhren in dünne Scheiben schneiden, Tomaten halbieren, Zwiebel hacken, Knoblauch fein würfeln, Halloumi in Stücke schneiden, Oliven vierteln, Avocado in Würfel schneiden. Für die Soße etwas Olivenöl erhitzen und die Halloumiwürfel anbraten. Wenn diese leicht braun sind, aus der Pfanne nehmen. Zwiebelwürfel glasig dünsten und kurz die Knoblauchstücke mitbraten. Danach die Tomaten untermischen und 5-6 Minuten schmoren lassen. Den Rosmarin und die Oliven hinzufügen und alles gut rühren. Von der heißen Herdplatte nehmen und abschließend noch die Avocado und die gebratenen Halloumiwürfel in die Pfanne geben. Mit Salz und Pfeffer abschmecken. In einem weiteren größeren Topf den Rest vom Olivenöl erhitzen und die Karotten anbraten. Nach 3-4 Minuten noch die Zucchini hinzufügen und gemeinsam weitere 3-4 Minuten bissfest garen. Das Gemüse mit der würzigen Soße anrichten.

56. Wokgemüse mit Seitan

Kcal 199 - KH 11,9 g - E 18,9 g - F 7,2 g Fertig in: 30 Min.

Zutaten:
100 g Seitan; 50 g Aubergine; 50 g Zucchini; 20 g Erbsen; 1 kleine rote Paprika; 1 kleine gelbe Paprika; 1 kleine grüne Paprika; 50 g Brokkoli; 4 braune Champignons; 1 kleine rote Zwiebel; 1 Knoblauchzehe; 2 kleine Möhren; Chiliflocken; 2 EL Sojasauce; 1 EL Sesamöl; Salz, Bunter Pfeffer.

Zubereitung:
Gemüse waschen und abtropfen lassen. Paprikas halbieren und die Kerne entfernen. Zucchini und Aubergine in Scheiben schneiden. Brokkoliröschen vom Stiel schneiden. Champignons putzen. Zwiebel und Knoblauch schälen und klein schneiden. Möhren schälen und in kleine Stifte schneiden. Seitan in Würfel schneiden. Sesamöl im Wok heiß werden lassen und Seitan darin scharf anbraten • Seitan aus dem Wok nehmen und beiseite stellen. Möhren, Paprika, Zwiebel und Knoblauch in den Wok geben und heiß anbraten. Restliches Gemüse und Pilze dazugeben und braten bis das Gemüse bissfest ist. Seitan wieder dazugeben und Gemüse mit Sojasauce würzen. Mit Salz, Pfeffer und Chiliflocken abschmecken und servieren.

57. Gemüseragout mit Parmesan

Kcal 410 - KH 8g - E 16.5g - F 33g   Fertig in: 10 Min.

Zutaten:
1 Aubergine; 1/2 Avocado; 1 Schalotte; 6 Cherrytomaten; 25 g Parmesan; 25 g gemahlene Mandeln; 2 Eier; 2 EL Kokosöl; 1 Stange Frühlingszwiebel; Etwas Basilikum; Salz, Pfeffer.

Zubereitung:
Aubergine waschen und klein schnippeln. Avocado in kleine Stücke schneiden. Schalotte schälen und würfeln. Tomaten waschen und kleinschneiden. Alles in eine Schüssel geben. Parmesan und Mandelmehl mischen und zum Gemüse in die Schüssel geben. Kokosöl in einer Pfanne erhitzen und das Gemüse anbraten. Nach kurzer Zeit die Eier dazu schlagen und alles ordentlich vermischen. Mit Salz und Pfeffer abschmecken und dann auf zwei Tellern verteilen. Mit einem Zweig Basilikum und Frühlingszwiebelringen garnieren.

58. Gemüsepfanne mit Hänchenbrust

Kcal 267 - KH 2,1 g - E 9,8 g - F 1,7 g   Fertig in: 30 Min.

Zutaten:
2 Möhren; 1 Zucchini; 1 Zwiebel; 1/2 kleine Aubergine; 1 kleine Paprika rot; 2 Tomaten; 200 g Hähnchenbrust; 200 ml Wasser; 1 Knoblauchzehe; 3 EL Frischkäse fettarm; 1 EL Schnittlauch; 1 TL Olivenöl; Etwas Paprika edelsüß; Salz, Pfeffer.

Zubereitung:
Öl in eine beschichtete Pfanne geben. Zwiebeln und Möhren schälen und mit dem Hänchenfilet in der Pfanne anbraten. Wasser dazu gießen. Paprika, Tomaten, Zucchini, Aubergine und Knoblauchzehe klein schneiden und mit in die Pfanne geben. Frischkäse, Salz, Pfeffer, Paprikapulver und Schnittlauch dazugeben. Köcheln bis das Gemüse nicht ganz mehr bissfest ist.

59. Zucchini-Tomaten Quiche ohne Boden

Kcal 487,5 KH 18,2g - E 29,8g - F 32,6g Fertig in: 30 Min.

Zutaten:
6 Eier; 400g Zucchini; 200g Kirschtomaten; 5 Frühlingszwiebeln; Eine Handvoll Käse, gerieben; 2 Knoblauchzehen; 1 TL Zitronenschale, unbehandelt; 1 Bund Petersilie, glatt; 3 Stiele Thymian; Eine Handvoll Käse, gerieben; 2 EL Mineralwasser; 2 EL Olivenöl; Salz, Pfeffer.

Zubereitung:
Die Zucchini sowie die Zwiebeln in dünne Scheiben schneiden. Knoblauchzehen pressen, Petersilie und Thymian fein hacken. Nun die Eier zusammen mit den Kräutern, der Zitronenschale, dem Mineralwasser sowie mit Salz und Pfeffer verquirlen. Das Öl in einer ofenfesten Pfanne erhitzen und die Zucchini, den Knoblauch sowie die Frühlingszwiebeln etwa 3 Minuten darin anbraten. Nun die Eier hinzugeben und die Kirschtomaten sowie den geriebenen Käse auf der Eiermasse verteilen und zugedeckt etwa 10 Minuten stocken lassen. In der Zwischenzeit den Backofen auf 200 Grad vorheizen und, nachdem die Eiermasse gestockt ist , die Pfanne in den Ofen stellen. Dort lassen Sie die Quiche weitere 6 Minuten backen.

60. Brokkoli-Tofu Pfanne

Kcal 560,6 - KH 11,8g - E 32,6g - F 40,8g Fertig in: 45 Min.

Zutaten:
400 g Brokkoli; 200 g Tofu; 200 ml Kokosmilch; 50 ml Wasser; 1/2 Bund Frühlingszwiebeln; 50 ml Gemüsebrühe; 50 g geröstete Erdnüsse, gehackt; 1/2 TL rote Currypaste; 1/2 EL Erdnussmus; 1 Knoblauchzehe; 3 EL Sesamöl; 1/2 TL rote Currypaste; Etwas Sojasoße ; Salz, Pfeffer.

Zubereitung:
Die Currypaste in eine Pfanne geben und - ohne die Zugabe von Öl - etwa eine Minute anschwitzen. Dann das Wasser, die Kokosmilch und den Erdnussmus zu der Currypaste geben, aufkochen und weiter vor sich hin köcheln lassen. Inzwischen den Tofu in kleine Stücke schneiden und in einer zweiten Pfanne mit etwas Öl goldbraun anbraten, beiseite stellen. Den Brokkoli in kleine Röschen teilen, die Frühlingszwiebeln in feine Ringe schneiden. Der Brokkoli wird zuerst - etwa 4 bis 5 Minuten - in einer Pfanne angebraten und dann mit Gemüsebrühe abgelöscht. Die Frühlingszwiebeln und den Tofu hinzugeben und bei mittlerer Hitze köcheln lassen. Anschließend mit Sojasoße und etwas Salz und Pfeffer abschmecken. Auf Tellern anrichten, Erdnusssoße darüber geben und ein paar kleingehackte, geröstete Erdnüsse darüber streuen.

61. Tomaten-Rucola Salat

Kcal 216 - KH 5,4 g - E 14,5 g - F 15,7 g Fertig in: 10 Min.

Zutaten:
2 rote Tomaten; 2 gelbe Tomaten; 1 Mozzarella ; 100 g Rucola;
2 TL gerösteter Sesam; 1 1/2 EL Balsamico.

Zubereitung:
Tomaten waschen und klein schneiden. Mozzarella in Scheiben schneiden. Rucola waschen, abtropfen lassen und zu lange Stiele entfernen. Sesam in einer heißen Pfanne ohne Fett goldbraun anrösten. Rucola, Tomaten und Mozzarella auf einen Teller geben und mit Sesam bestreuen. Mit Balsamico beträufeln.

62. Gemischter Salat mit Schinken

Kcal 326 - KH 12 g - E 32.5 g - F 16 g Fertig in: 10 Minuten

Zutaten:
200 g gekochter Schinken ; 1/2 Salatgurke ; 2 Stangen Frühlingszwiebeln; 40 g geraspelter Parmesan; 1 rote Paprika;
1 Handvoll Petersilie; 1 EL körniger Frischkäse; 1 EL Joghurt;
2 EL Olivenöl; 1 TL Oregano; 1 TL Senf; 1 Schuss Milch;
Salz, Pfeffer.

Zubereitung:
Alle Zutaten klein schneiden und würfeln. Alles in eine Schüssel geben. Joghurt, Frischkäse, Senf, Öl und Gewürze dazugeben und alles vermischen.

63. Bauernsalat

Kcal 250,7 - KH 10,1 g - E 13,5 g - F 20,6 g Fertig in: 10 Min.

Zutaten:
200 g Tomaten ; 100 g Fetakäse ; 50 g entsteinte schwarze Oliven ; 1/2 Schlangengurke ; 1 kleine rote Paprika ; 1 kleine gelbe Paprika ; 1 Schalotte ; 1 Knoblauchzehe ; Etwas Olivenöl ; Etwas Zitronensaft ; Etwas Balsamico ; Salz, Pfeffer.

Zubereitung:
Tomaten, Schlangengurke und Paprikaschoten putzen und in kleine Stücke schneiden. Schalotte in Ringe schneiden, Knoblauch klein schneiden. Aus Olivenöl, Essig, und Zitronensaft ein Dressing anrühren, mit Salz und Pfeffer würzen. Alles zusammengeben, gut durchmischen und den Fetakäse darüber streuen.

64. Avocado mit Spinat und Erdbeeren

Kcal 108 - KH 5 g - E 3,8 g - F 6,7 g Fertig in: 10 Min.

Zutaten:
200 g Spinat; 6 Erdbeeren; 100 g Avocado; 2 TL Schwarzer Sesam; 2 EL Balsamico; Salz, Pfeffer.

Zubereitung:
Spinat waschen, abtropfen lassen und zu lange Stiele entfernen. Erdbeeren waschen und vierteln. Avocado halbieren, aus der Schale lösen und in Streifen schneiden. Spinat, Erdbeeren und Avocado auf zwei Teller verteilen und mit Salz und Pfeffer würzen. Sesam darüber streuen und mit Balsamico beträufeln.

65. Fenchel mit Walnüssen und Apfel

Kcal 249 - KH 13g - E 4g - F 19g Fertig in: 10 Min.

Zutaten :
100 g Feldsalat; 1 Knolle Fenchel; 1 Apfel; 1/2 Handvoll Walnüsse; 1/2 Zitrone; 1/2 Limette; 1/2 TL Senf; 1/2 Handvoll Koriander; 1 EL Olivenöl; 1 EL Walnussöl; Salz, Pfeffer.

Anleitung:
Salat putzen und waschen. Per Hand in eine kleine Schüssel rupfen. Eine Pfanne erhitzen und die Walnüsse in die Pfanne geben und rösten, bis man das Aroma der Nüsse riechen kann. Vom Herd nehmen und zur Seite stellen. Apfel und Fenchel waschen und entkernen und eventuell schälen. In einer Küchenmaschine oder mit einer Reibe per Hand grob in Stücke reiben oder schneiden. Zum Salat in die Schüssel geben. Für das Dressing: Saft der Zitrone und der Limette mit dem Senf, Salz und Pfeffer verrühren und die Öle langsam dazu eingießen und vermischen. Dressing über den Salat geben, den frischen Koriander kleinhacken und dazu geben. Alles gut durchmengen. Auf die Teller verteilen und mit den gerösteten Walnüssen überstreuen.

66. Rucola mit Feta und Walnüssen

Kcal 500,8 - KH 14,5 g - E 16,1 g - F 42,4 g Fertig in: 15 Min.

Zutaten:
150 g Rucola-Salat ; 1 Birne ; 200 g Fetakäse ; 2 EL Walnüsse ; 1 EL Olivenöl ; 1 EL Balsamico ; Salz, Pfeffer.

Zubereitung:
Rucola-Salat waschen, trockenschleudern und in zwei tiefen Tellern anrichten. Die Birne waschen, in kleine Würfel oder Scheiben schneiden, die Nüsse zerkleinern, den Schafskäse zerbröseln und alle drei Zutaten über den Rucola geben. Zum Schluss das Dressing bestehend aus Essig, Öl, Salz und Pfeffer anrühren und über den Salat geben.

67. Avocado mit Thunfisch

Kcal 567 - KH 9,3 g - E 8,4 g - F 11 g   Fertig in: 10 Min.

Zutaten:
2 Avocados; 1 Dose Thunfisch ohne Öl à 200 g;
1 EL Kapern; 1 EL Olivenöl ; Salz, Pfeffer.

Zubereitung:
Avocado halbieren und Fruchtfleisch in Streifen schneiden. Thunfisch abtropfen lassen. Thunfisch und die Avocado auf einen Teller anrichten und Kapern dazu geben. Mit Olivenöl, Salz und Pfeffer abschmecken.

68. Brokkolisalat

Kcal 304,8 - KH 10,5 g - E 18,4 g - F 19,4 g   Fertig in: 20 Min.

Zutaten:
400 g Brokkoli; 100 g gekochter Schinken; 20 g Mandeln;
2 EL Parmesan, frisch gehobelt; 3 EL Essig; 2 EL Olivenöl;
Muskatnuss, Salz, Pfeffer.

Zubereitung:
Brokkoli bissfest kochen. Den Gekochten Schinken in Streifen schneiden. Mandelblätter in einer Pfanne anrösten. Dressing aus Essig, Öl, Muskatnuss, Salz und Pfeffer zusammenrühren und über den Brokkoli geben. Das Ganze mit den Schinkenstreifen und den Mandelblättern sowie dem frisch gehobelten Parmesan bestreuen.

69. Gemischter grüner Salat mit Orangen und Walnüssen

Kcal 296 - KH 6,5 g - E 5,1 g - F 27 g Fertig in: 15 Min.

Zutaten:
150 g gemischter grüner Blattsalat; 50 g Walnusskerne;
2 EL Orangensaft; 1 TL Zitronensaft; 1/2 TL Agavendicksaft;
1/2 TL Dijon-Senf; 2 EL Olivenöl; Salz, Pfeffer.

Zubereitung:
Salat waschen und trockenschleudern. Orangen schälen, weiße Haut entfernen und die Fruchtfilets aus den Trennwänden schneiden. Aus dem Rest den Saft für das Dressing auspressen. Walnüsse in einer beschichteten Pfanne ohne Öl anrösten, herausnehmen und beiseite stellen. 2 EL Orangensaft mit Senf, Agavendicksaft, Salz und Pfeffer verrühren. Das Olivenöl einmischen. Salat in eine Schüssel geben, Orangenstückchen dazu geben und alles vermischen. Auf 2 Teller verteilen, mit Walnüssen und dem Dressing anrichten.

70. Rucola-Basilikum-Salat

Kcal 370,5 - KH 11,9 g - E 9,6 g - F 31,9 g Fertig in: 20 Min.

Zutaten:
150 g Rucola; 100 g Basilikum; 30 g Pinienkerne; 30 g Parmesan;
3 EL Olivenöl; 1/2 EL Balsamico; 1 Knoblauchzehe; 1/2EL Honig;
Salz, Pfeffer.

Zubereitung:
Den Rucola und die Basilikumblätter putzen, trocken schleudern und vermischen. Für das Salatdressing den Balsamico, das Öl, den gepressten Knoblauch und den Honig in eine Schüssel geben und mit einem Schneebesen verrühren, anschließend mit Salz und Pfeffer abschmecken. Die Pinienkerne in einer Pfanne leicht rösten. Das Salatdressing über die Rucola-Basilikum-Mischung geben, die Pinienkerne darüber verteilen und etwas Parmesan darüber hobeln.

71. Rinderfilet mit Tomaten

Kcal: 408 - KH 9,7 g - E 33,9 g - F 25,6 g Fertig in: 30 Min.

Zutaten:
2 Rinderfilets, Black Angus Filet á 150 g; 6 Cherrytomaten; 6 braune Champignons; 1 große Kartoffel; 4 Stängel Rosmarin; 4 Stängel Thymian; 2 EL Butter; 1 EL Olivenöl; Salz, Pfeffer.

Zubereitung:
Rinderfilets zusammenbinden. Champignons putzen und halbieren. Tomaten und Kräuter abspülen. Kartoffel ganz mit Schale im Topf vorkochen, dann in Spalten schneiden. Olivenöl und Butter in einer Pfanne erhitzen und Filets scharf von beiden Seiten anbraten. Kräuter dazwischen legen und Fleisch im vorgeheizten Ofen für 10 - 12 Minuten bei 160 ° garen. Champignons, Kartoffelspalten und Tomaten nach etwa 5 Minuten zu den Filets in die Pfanne geben und garen. Pfanne aus dem Ofen nehmen, salzen und pfeffern, alles kurz ruhen lassen und servieren.

72. Schweinegeschnetzeltes in Pilzsauce

Kcal 917 - KH 12,9g - E 97,8g - F 48,6g   Fertig in: 40 Min.

Zutaten:
400g Schweinegeschnetzeltes; 200g Pfifferlinge; 100ml Sahne; 150ml Gemüsebrühe; 1 Zwiebel; 2 EL Olivenöl; Salz, Pfeffer.

Zubereitung:
Pfifferlinge waschen, vom Stielansatz befreien und trockentupfen. Zwiebel schälen und fein würfeln. Schweinegeschnetzeltes in einer heißen Pfanne in Olivenöl gründlich anbraten. Aus der Pfanne nehmen und beiseite stellen. Pfifferlinge und Zwiebel ebenfalls in der Pfanne anbraten. Mit Gemüsefond ablöschen und circa 10 Min. köcheln lassen. Gelegentlich einen Schuss Sahne hinzugeben, bis diese aufgebraucht ist. Das Fleisch in die Sauce geben und für weitere 10 Minuten köcheln lassen. Mit Salz und Pfeffer würzen.

73. Hähnchenbrust mit Feldsalat

Kcal 364 - KH 6,7 - E 36,8g - F 20g   Fertig in 20 Min.

Zutaten:
300g Hähnchenbrust; 150g Feldsalat; 50g Gurke;
50g Cocktailtomaten; 1 gelbe Paprika; 2 EL Olivenöl;
2 EL Balsamico; Pfeffer, Salz.

Zubereitung:
Gemüse waschen und abtrocknen. Paprika in Scheiben schneiden, Gurke schälen und ebenfalls in Scheiben schneiden. Gemeinsam mit dem Feldsalat und den Cocktailtomaten in eine Schüssel geben. Mit Balsamico, Salz und Pfeffer würzen. Nochmals gut durchmischen. Hähnchenbrust in Olivenöl in einer heißen Pfanne von beiden Seiten anbraten. Mit Salz und Pfeffer würzen. Hähnchenbrust in Streifen schneiden. Salat auf einen Teller geben und Hähnchenbrust-Streifen darauf anrichten.

74. Entenbrust mit Gemüse

Kcal 218 - KH 8 g - E 34,2 g - F 5,1 g   Fertig in: 30 Min.

Zutaten:
250 g Entenbrustfilets; 100 g Chinakohl; 100 g Brokkoli; 100 g Kaiserschoten; 6 braune Champignons; 1 Frühlingszwiebel; 1 Knoblauchzehen; 1 rote Chilischote; 1/4 rote Paprika; etwa 2 cm frischen Ingwer; Saft einer halben Zitrone; 50 ml Gemüse Fond; 3 EL Sojasauce; 1/2 EL Sesamöl; 1/2 TL Honig; Salz, Pfeffer.

Zubereitung:
Entenbrustfilets in Streifen schneiden. Chinakohl klein schneiden. Brokkoliröschen vom Stiel schneiden. Kaiserschoten putzen. Champignons abbürsten und halbieren. Frühlingszwiebel putzen und in breite Ringe schneiden. Knoblauch und Ingwer schälen und in dünne Scheiben schneiden. Chilischote in Ringe schneiden. Paprika in kleine Stücke schneiden. Öl im Wok erhitzen, Fleisch mit Zwiebel darin scharf anbraten und dann in einer warmen Schüssel beiseite stellen. Paprika, Brokkoli und Kaiserschoten in den heißen Wok geben und anbraten. Champignons, Knoblauch und Ingwer hinzufügen und mit anbraten. Chinakohl und Chilischoten zuletzt dazugeben. Fond hineingießen und Fleisch wieder dazugeben. Sojasauce, Honig und Zitronensaft dazugeben und kurz köcheln lassen. Alles mit Salz und Pfeffer abschmecken.

75. Hähnchen mit Feta in Tomaten-Sauce

Kcal 223,4 - KH 3,0g - E 31,2g - F 9,0g Fertig in: 30 Min.

Zutaten:
200 g Hähnchenbrustfilet; 1 Zucchini; 200g Strauchtomaten;
80 g Fetakäse; 2 Knoblauchzehen; Olivenöl zum Anbraten;
Salz, Pfeffer.

Zubereitung:
Die Hähnchenbrust waschen, trockentupfen und in Streifen schneiden. Mit Salz und Pfeffer würzen und in Öl anbraten. Die Zucchini in etwa 2cm breite Scheiben schneiden und zusammen mit dem Öl und den Knoblauchzehen ebenfalls anbraten und schließlich mit Salz und Pfeffer würzen. Für die Zubereitung der Sauce die Tomaten und den Fetakäse in Würfel schneiden und zusammen mit etwas Öl in eine Pfanne geben. Langsam bei schwacher Hitze garen, damit der Fetakäse leicht zerläuft und flüssig wird. Bei Bedarf etwas Wasser hinzugeben. Wenn die Zucchini angebraten ist, werden die Scheiben auf einem Teller angerichtet, das Hühnchen darauf platziert und schließlich mit der Feta-Tomatensauce garniert.

76. Hackbällchen mit Mozzarella und Rucola

Kcal 100 - KH 0.7g - E 12.8g - F 5g   Fertig in: 30 Min.

Zutaten:
200 g Rinderhack mager; 1 Handvoll Rucola; 1 Ei;
1 kleine Schalotte; 1/4 Mozzarella; 10ml Olivenöl; Salz, Pfeffer.

Zubereitung:
Eine Handvoll Rucola waschen und kleinschnippeln. Hackfleisch in eine große Schüssel geben. Schalotten kleinschneiden und dazu geben. Das Ei dazu schlagen. Ordentlich würzen. Dann den Rucola dazu geben und alles mit den Händen zerkneten. Für die Füllung der Bällchen wird etwa 1/4 Mozzarella benötigt. Diesen aus der Packung entnehmen und kurz abwaschen und abtrocknen. Dann in kleine Würfelchen schneiden. Aus dem Hackfleisch kleine Bällchen formen. Dann etwas platt drücken und ein Stück Mozzarella in die Mitte drücken und den Käse anschließend mit dem Hack umschließen und dann noch fest zusammenpressen. Die Menge von 200g Hackfleisch ergibt 4-5 Bällchen. Das Olivenöl in einer Pfanne erhitzen und gleichzeitig den Backofen auf ca. 185 °C mit Umluft vorheizen und ein Backblech mit Backpapier oder eine kleine Auflaufform bereitstellen. Die Bällchen ins heiße Öl geben und rundherum kurz anbraten. Anschließend aufs Backblech oder in die Form. Alle Bällchen für ca. 15 Minuten im Ofen backen.

77. Wiener Schnitzel low carb

Kcal 362 - KH 4,5g - E 46,6g - F 16,4g Fertig in: 20 Min.

Zutaten:
4 Kalbsschnitzel à 100g; 1 Ei; 1 EL Milch; 4 EL Semmelbrösel; 2 EL Mandelmehl; 2 EL Olivenöl.

Zubereitung:
Schnitzel mit einem Fleischklopfer oder von Hand plattklopfen. Ei und Milch in einer Schüssel verquirlen. Auf zwei weiteren Teller jeweils Mehl und Semmelbrösel bereitstellen. Schnitzel zunächst durch das Ei ziehen, dann durch Mehl und Semmelbrösel, sodass alle Seiten von der Panade bedeckt sind. Schnitzel in einer heißen Pfanne in Olivenöl von beiden Seiten für circa 2 Minuten anbraten.

78. Gefüllte Hänchenbrust

Kcal 329 - KH 0.2 g - E 46.5 g - Fett 16 g Fertig in: 30 Min.

Zutaten:
1 doppelte Hänchenbrust (+/- 400 g); 2 Scheiben würziger Käse; 20 ml Olivenöl; 1 Handvoll frische Petersilie; Salz, Pfeffer.

Zubereitung:
Backofen mit Umluft auf ca. 180 °C vorheizen und ein Backblech und etwas Alufolie bereitstellen. Hähnchenbrust kurz unter kaltem Wasser abwaschen und trockentupfen. Dann mit einem scharfen Messer mehrere Male einschneiden (nicht ganz durchschneiden). Mit Salz und Pfeffer würzen und die Gewürze auch in die eingeschnittenen Stellen einreiben. Den Käse in kleine passende Stücke schneiden. Immer zwei Stücke Käse zusammen in einen Einschnitt im Fleisch schieben. Die Alufolie aufs Backblech legen und das Fleisch darauf legen und an den Seiten schon mal leicht nach oben biegen, so dass man noch etwas Öl darüber geben kann, ohne dass alles verläuft. Einen kleinen Schuss Olivenöl über das Fleisch geben und noch mit einer Handvoll frischer Petersilie überstreuen. Dann die Alufolie oben und an den Seiten verschließen. Für ungefähr 20 Minuten im Ofen backen.

79. Kalbsschnitzel mit Paprikacreme

Kcal 275,2 - KH 10,2g - E 27,4g - F 13,1g   Fertig in: 30 Min.

Zutaten:
2 kleine Kalbsschnitzel; 2 gelbe Paprikaschoten; 2 Zwiebeln;
2 EL geriebener Parmesankäse; 1 EL Vollkornmehl; 1 EL Olivenöl;
125 ml Gemüsebrühe; Salz, Pfeffer.

Zubereitung:
Zwiebeln und Paprikaschoten in kleine Würfel schneiden und ca. 10 Min. in der Gemüsebrühe garen lassen. Anschließend mit dem Pürierstab fein pürieren und mit Salz und Pfeffer abschmecken. Nun die Kalbsschnitzel abspülen und mit Küchenpapier abtupfen. Mehl und Parmesan mischen und das Fleisch darin wenden. Im heißen Öl von jeder Seite 2 Minuten braten.

80. Rindfleisch-Pfanne mit Brokkoli

Kcal 449 - KH 9 g - Eiweiß 50 g - F 19.4 g   Fertig in: 30 Min.

Zutaten:
400 g Rindfleisch; 30 ml Sojasoße; 20 ml Kokosöl;
500 g Brokkoli; Salz, Pfeffer.

Zubereitung:
Brokkoli vom Stamm entfernen und die Röschen klein schneiden. Einen Topf Wasser zum Kochen bringen und leicht salzen. Brokkoli-Röschen dazugeben und die Hitze reduzieren. Ca. 10 Min. im Topf ziehen lassen. In der Zwischenzeit das Rindfleisch in feine Streifen schneiden und in einer Schüssel mit der Sojasoße vermischen und kurz ziehen lassen. Das Kokosöl in einer Pfanne erhitzen und das Rindfleisch scharf anbraten. Brokkoli abgießen und kurz mit kaltem Wasser abschrecken. Abtropfen lassen und zum Fleisch in die Pfanne geben. Pfeffern und abschmecken.

81. Hänchenbrust mit Kürbis

Kcal. 190,1 - KH 22,9 g - E 12,3 g - F 8,9 g Fertig in: 60 Min.

Zutaten:
1/2 Hokkaido-Kürbis; 400 ml Gemüsebrühe; 100 ml Kokosmilch; 100 g Hähnchenbrustfilet; 1 kleine rote Zwiebel;

1 Knoblauchzehe; 1/2 Stange Zitronengras; 1 EL frischer Limettensaft; 1/2 TL Ingwer; 1 EL Olivenöl; 1/2 EL grüne Currypaste; Garam Massala; Curry, Salz, Pfeffer, Cashewkerne.

Zubereitung:
Kürbis waschen, entkernen und in etwa 3 cm große Stücke schneiden. Zwiebel, Knoblauch und Ingwer fein hacken. Das Öl in einem Topf erhitzen und Zwiebel, Ingwer, Zitronengras, grüne Currypaste und Knoblauch darin andünsten. Das Zitronengras sollte man vorher flachklopfen, damit sich die Aromen besser entfalten. Nun kommt der Kürbis hinzu. Kurz mit anbraten und dann mit der Gemüsebrühe und der Kokosmilch ablöschen. Das Curry nun etwa 20 bis 30 Minuten köcheln lassen, bis der Kürbis eine sämige, weiche Konsistenz aufweist. In der Zwischenzeit das Hähnchenbrustfilet in mundgerechte Stücke schneiden. Salzen und pfeffern und in einer Pfanne heiß anbraten. Nun die Hähnchenstücke und den Saft der Limette zu dem Curry geben und das Ganze mit Garam Massala, Curry, Salz, und Pfeffer abschmecken. Abschließend die Zitronenstange entfernen und das Kürbis-Curry vor dem Servieren mit gerösteten Cashewkernen bestreuen.

82. Gulasch mit Roter Bete

Kcal 334 - KH 9,3 g - E 44,3 g - F 12,8 g   Fertig in: 120 Min.

Zutaten:
400 g Rindergulasch; 250 ml Gemüse Fond; 200 g Rote Bete; 30 g Tomatenmark; 1 Knoblauchzehe; 2 cm Ingwer; 2 Stängel Rosmarin; 2 Stängel Dill; 1/4 Bund Thymian;1 Lorbeerblatt; 1 EL Olivenöl; Saft einer halben Zitrone; Salz, Pfeffer.

Zubereitung:
Rote Bete mit einer Bürste waschen und etwa 45-50 Minuten in Salzwasser kochen. Knoblauch und Ingwer schälen und in Scheiben schneiden. Rosmarinblätter und etwa die Hälfte vom Dill hacken. Olivenöl, gehackte Kräuter und Salz vermischen und damit das Fleisch marinieren. Rindergulasch in einem großen Topf scharf anbraten. Tomatenmark dazugeben und verrühren. Fleisch mit Gemüse Fond ablöschen. Ingwer, Knoblauch, Lorbeer und Thymian dazugeben und bei mittlerer Hitze mindestens 1,5 Stunden mit geschlossenem Topf köcheln lassen. Rote Bete abgießen, schälen und in Stücke schneiden Zitronensaft und Rote Bete zum Gulasch geben und mit Salz und Pfeffer abschmecken. Gulasch in tiefe Teller oder Schüsseln füllen und mit restlichem Dill garnieren.

83. Rindfleisch-Gemüse Pfanne

Kcal 866 - KH 4 g - E 100 g - Fett 50 g Fertig in: 15 Min.

Zutaten:
400 g Rindergeschnetzeltes; 1/2 Glas Mungobohnenkeimlinge;
1 Bund Frühlingszwiebeln; 1 kleine Zwiebel; 20 ml Olivenöl;
Salz, Pfeffer, Curcuma.

Zubereitung:
Zwiebel kleinhacken. Frühlingszwiebeln schälen, waschen und in kleine Ringe schneiden. Das Öl in einer Pfanne erhitzen und die Zwiebeln hinzugeben. Kurz knackig andünsten. Fleisch waschen und trockentupfen. Anschließend kleinschneiden (falls es noch nicht geschnitten ist). Dann in die Pfanne geben und 5 Minuten ordentlich durchgaren. Das Fleisch gibt etwas Saft ab. Den Saft auf jeden Fall in der Pfanne lassen. Mit Salz, Pfeffer und etwas Curcuma würzen. Dann die Mungobohnenkeimlinge dazu geben.

84. Rindfleisch-Carpaccio

Kcal 345,5 - KH 10,8 g - E 26,7 g - F 23,1 g Fertig in: 20 min.

Zutaten:
200 g Rinderfilet, hauchdünn geschnitten; 100 g Rucola;
1 Stück Parmesan, frisch gehobelt; 50 g Pinienkerne;
Saft einer halben Zitrone; Balsamico; Olivenöl; Salz, Pfeffer.

Zubereitung:
Etwas Balsamico auf jeden der zwei Teller geben und mit einem kleinen Pinsel verteilen. Pinienkerne in einer Pfanne rösten. Den Rucola waschen und klein schneiden. Die Scheiben Rinderfilet auf den Tellern verteilen, den Rucola in der Mitte geben. Zitronensaft mit Olivenöl und etwas Salz und Pfeffer verrühren und über das Carpaccio geben. Zum Schluss mit frischem Parmesan bestreuen.

85. Chili con carne

Kcal 280 - KH 13 g - E 26 g - F 13 g Fertig in: 130 Min.

Zutaten:
250 g Putenhackfleisch; 1 kleine Zwiebel; 1 Knoblauchzehe;
1 Karotte; 1 kleine grüne oder rote Paprika; 50 g Mais; 1 Chili;
200 g geschälte Tomaten; 100 g Kidney-Bohnen;
Etwas Paprikapulver; 1 1/2 EL Olivenöl; Salz, Pfeffer.

Zubereitung:
Zwiebel schälen und in feine Würfel hacken. Das Öl in einem Topf erhitzen und die Zwiebel darin glasig anbraten. Hackfleisch dazu geben. Gelegentlich umrühren. Während das Fleisch im Topf bruzzelt, Karotte und Paprika schälen, waschen und in kleine Würfel schneiden. Knoblauch für eine Knoblauchpresse ebenfalls schälen und bereit legen. Chili in kleine Ringe schneiden. Alles zum Fleisch in den Topf geben. Knoblauch direkt in den Topf pressen. Alles ca. 5 Minuten zusammen anbraten und durchrühren. Dann die Tomaten dazu geben und kräftig würzen. Nun sollte das Chili jetzt ca. noch 2 Stunden weiterköcheln. Stellt den Herd auf mittlere Hitze und setzt einen Deckel so auf den Topf dass er fast komplett geschlossen ist. Kurz vor dem Servieren geben wir noch für 5 Minuten den Mais und die Bohnen dazu und kochen nochmal kurz alles auf.

86. Gegrillte Forelle

Kcal 310 - KH 1,8 g - E 14,7 g - F 2,4 g Fertig in: 15-20 Min.

Zutaten:
500 Gramm Forelle; 1 Zitrone unbehandelt;
2 Zweig Dill; 2 Zweig Thymian.

Zubereitung:
Forelle waschen. Halbe Zitrone in Scheiben schneiden, die andere Hälfte auspressen. Forelle auf ein großes Stück Aluminiumfolie legen. Zitronenscheiben, Dill, Thymian in das Innere der Forelle geben, pfeffern und salzen. Folie gut zusammen wickeln. Bei Grillfeuer: Das Packet von beiden Seiten für je ca. 5 Minuten in die heiße Glut legen. Im Ofen: Ofen auf 200° vorheizen. Dann ca. 15 Minuten im Ofen garen.

87. Geräucherte Forellenfilets mit Kresse

Kcal 92 - KH 0,2 g - E 14,6 g - F 3,5 g Fertig in: 10 Min.

Zutaten: 2 geräucherte Forellen; 2 EL Radieschenkresse;
Für die Gewürzmischung:
1 TL Thymian, gerebelt; 1/2 TL Salz; 1/2 TL Bunter Pfeffer;
1/2 TL Rosa Beeren; 1 Prise Muskat.

Zubereitung:
Forellenköpfe, Haut und Gräten vorsichtig entfernen. Gewürze im Mörser zerstoßen. Filets mit der Gewürzmischung bestreuen. Muskatnuss abreiben und ebenfalls über die Forellenfilets streuen. Kresse und Rosa Beeren über die Filets geben und servieren.

88. Gebackene Dorade

Kcal 499 - KH 9.5g - E 49g - F 28g   Fertig in: 40 Min.

Zutaten:
2 Doraden; 500 g Mangold; 2 Zweige Rosmarin; 1 Tomate; 1 Zwiebel; 1 Knoblauchzehe; 1/2 Bund Petersilie; 30ml Olivenöl; 1 Zitrone; Salz, Pfeffer.

Zubereitung:
Backofen auf 200 °C vorheizen und ein Backblech mit Backpapier bereitlegen. Die ausgenommenen frischen Doraden unter kaltem Wasser abspülen. Auch von innen. Danach mit einem Küchentuch außen und innen trockentupfen. Die Doraden auf beiden Seiten ca. drei Mal schräg einschneiden. Die Schnitte sorgen dafür, dass der Fisch später überall gleichmäßig gar wird. Doraden dann auf das Backblech legen. Zitrone halbieren. Tomate und Petersilie waschen. Zwiebel und Knoblauch schälen und kleinhacken. Tomate ebenfalls in kleine Würfelchen schneiden. Petersilie grob kleinhacken. Alles mit Olivenöl in eine kleine Schüssel geben und vermischen. Den Saft einer halben Zitrone dazu pressen. Die beiden Bäuche der Fische mit der Mischung füllen. Auch etwas in den Bauch salzen und pfeffern. Einen kleinen Rest rund um die Fische auf dem Backblech verteilen. Rosmarin dazu geben. Die zweite Zitrone über den Fischen auspressen und verteilen. Dann jeden Fisch noch mit einem Teelöffel Olivenöl beträufeln. Nochmals etwas darüber würzen. Mangold waschen und trocknen. Dann die Stiele entfernen und alles in kleine Streifen schneiden. Um die Doraden herum auf dem Backblech verteilen. Alles für ca. 25-30 Minuten (je nach Dicke und Größe der Doraden) garen. Danach je eine Dorade und etwas Mangold auf einem Teller garnieren.

89. Gebratener Lachs mit Eisbergsalat

Kcal 442 - KH 5,2g - E 36,2g - F 28,1g   Fertig in: 15 Min.

Zutaten:
2 Lachsfilet à 200g; 1 Eisbergsalat; 100g Salatgurke;
1 Zitrone; 2 EL Olivenöl; Salz, Pfeffer.

Zubereitung:
Salat putzen und in kleine Stücke rupfen. Gurke schälen und in dünne Scheiben schneiden. Danach in eine Schüssel geben und mit Olivenöl sowie etwas Zitronensaft beträufeln. Mit Salz und Pfeffer abschmecken und gut durchmischen. Lachs waschen und von beiden Seiten mit Salz und Pfeffer würzen. Mit etwas Zitronensaft beträufeln. Lachs in einer heißen Pfanne von beiden Seiten für 3-4 Minuten anbraten. Anschließend herausnehmen und zusammen mit dem Salat auf einem Teller anrichten.

90. Seeteufel mit Gemüse

Kcal 368 - KH 9,1 g - E 63,1 g - F 19,4 g Fertig in: 30 Min.

Zutaten:
500 g Seeteufelfilet; 100 g Zucchini; 1 Schalotte; 4 Gewürzgurken; 1/2 rote Paprika; 1/2 gelbe Paprika; 1 TL Bunter Pfeffer; 1-2 Stängel Rosmarin; 1-2 Stängel Thymian;1-2 Stängel Basilikum; 1 EL Koriandersamen; 1 EL Olivenöl; Salz, Pfeffer.

Zubereitung:
Schalotte schälen und in Würfel schneiden. Paprikas, Zucchini und Gurke klein schneiden. Etwa die Hälfte der Kräuter hacken. Seeteufel in Stücke schneiden. Korinander und Pfeffer im Mörser zerstoßen und über den Fisch geben. Öl in einer Pfanne erhitzen und Seeteufel bei starker Hitze rundherum scharf anbraten. Fisch in Backpapier einschlagen und mit Kräutern bestreuen. In eine feuerfeste Form legen und im vorgeheizten Backofen bei 125 °C für 8-10 Minuten weiter garen. Schalotte in der Fischpfanne anbraten. Paprika und Zucchini dazugeben und weiterdünsten. Gurke dazugeben und mit Salz und Pfeffer würzen. Gemüse auf zwei Tellern anrichten, Seeteufelstücke und restliche Kräuterstängel dazugeben und servieren.

91. Gebackene Forelle

Kcal 444 - KH 5.5 g - E 62 g - F 18 g   Fertig in: 40 Min.

Zutaten:
2 Forellen ; 2 mittelgroße Tomaten ; 1 Knoblauchzehe ; 1 kleine Zwiebel ; Etwas Dill, Petersilie, Basilikum ; 20 ml Olivenöl ; Etwas Thymian ; 1 Zitrone ; Salz, Pfeffer.

Zubereitung:
Backofen vorheizen auf 180 °C Umluft. Backblech mit Backpapier vorbereiten. Tomaten, Kräuter, Zwiebeln und Knoblauch kleinschneiden. Forellen waschen und trocken tupfen. Je eine Forelle auf ein Stück Alufolie legen. Die Folie sollte so groß sein, dass man die ganze Forelle nach oben hin mit der Folie einpacken kann. Forellen von beiden Seiten gut salzen und pfeffern. Die Bäuche der Forellen mit den Tomaten, Kräuter, Zwiebeln und Knoblauch füllen. Was übrig bleibt, wird einfach über den Forellen verteilt. Alufolie seitlich etwas nach oben biegen, damit das Öl nicht abfließen kann. Dann jede Forelle gut mit Olivenöl begießen (auch in die Bauchöffnung), etwas Thymian oben drauf geben und die Alufolie nach oben hin verschließen. Die Forellen für 30 Minuten im Ofen garen. Während dieser Zeit die gewünschte Beilage herstellen. Fertige Forelle in Alufolie und der Beilage auf einem Teller servieren. Zitrone zum beträufeln verwenden.

92. Seelachs mit Tomaten

Kcal 339 - KH 2,6 g - E 19,3 g - F 28,1 g   Fertig in: 40 min.

Zutaten:
200 g Seelachs; 6 Stängel Petersilie; 4 Tomaten; 4 TL Zitronensaft; 4 TL Olivenöl; 2 TL Pinienkerne; 2 TL Kapern; Salz, Pfeffer.

Zubereitung:
Seelachs waschen, mit Küchenpapier abtupfen und auf beiden Seiten salzen, pfeffern und mit Zitronensaft beträufeln. Backofen auf 180 Grad vorheizen. Eine Auflaufform mit 1 TL Öl einfetten. Tomaten waschen, in dünne Scheiben schneiden, leicht pfeffern und salzen, und gleichmäßig in der Form verteilen. Im nächsten Schritt Pinienkerne, Petersilie und Kapern grob hacken und miteinander vermischen. Den Seelachs auf das Tomatenbett platzieren und die Masse aus Pinienkernen, Kapern und Petersilie darauf verteilen. Mit dem restlichen Öl beträufeln und im Ofen auf der mittleren Schiene bei 180 Grad 20 Minuten dünsten.

93. Gegrilltes Lachsfilet mit Dill

Kcal. 231,2 - KH 2,0 g - E 27,9 g - F 12,5 g   Fertig in: 15 Min.

Zutaten:
2 Lachsfilets; 1/2 Bund frischer Dill; 1 EL Olivenöl;
Etwas Balsamico; Etwas brauner Zucker; Salz, Pfeffer.

Zubereitung:
Etwas braunen Zucker über die Lachsfilets streuen. Den Dill fein hacken und zusammen mit dem Olivenöl und dem Balsamico verrühren. Mit Salz und Pfeffer abschmecken und auf den Lachsfilets verteilen. Nun die Lachsfilets auf den Grill geben und von jeder Seite ca. 3 – 4 Minuten knusprig braun werden lassen.

ABENDESSEN

Suppen

94. Minestrone

Kcal 102 - KH 16,4 - E 5,3g - F 1,3g Fertig in: 50 Min.

Zutaten:
2 frische Tomaten; 1 rote Paprika; 1 Zucchini; 1 Sellerie;
1 Stange Lauch; 500 ml Gemüsebrühe; 1 EL Tomatenmark;
1 EL Olivenöl; Salz, Pfeffer.

Zubereitung:
Lauch waschen und in einem Topf in Öl anbraten. Anschließend die Paprika hinzugeben, die zuvor in kleine Stücke geschnitten wurde. Die Sellerie würfeln und mit anbraten. Zucchini in Scheiben schneiden, Tomaten würfeln. Beides zusätzlich in den Topf geben. Nach wenigen Minuten die Gemüsebrühe hinzugeben und alles für etwa 40 Minuten köcheln lassen. Suppe mit Tomatenmark, Salz und Pfeffer noch abschmecken.

95. Asiatische Hühnersuppe

Kcal 371,5 - KH 11,2 g - E 32 g - F 21,7 g   Fertig in: 20 Min.

Zutaten:
1/2 Liter Hühnerbrühe; 4 EL Soja-Sauce; 1 Stück Zitronengras; 1/2 Stück Ingwer; 250 g Hähnchenbrustfilet; 200 g Champignons; 2 Tomaten; 200 ml Kokosmilch; Salz, Pfeffer.

Zubereitung:
Tomaten für eine halbe bis 1 Minute in einen Topf mit kochendem Wasser legen. Anschließend Haut von den Tomaten abziehen und diese vierteln. Champignons waschen, Stiele entfernen und Kappen in feine Scheiben schneiden. Hühnerfleisch waschen und in etwa 1 cm dünne Streifen schneiden. Den Ingwer schälen und in dünne Scheiben schneiden. Zitronengras waschen, grob zerkleinern und mit der Kokosmilch und dem Ingwer in einen Topf geben, und etwa 5 Minuten auf dem Herd köcheln lassen. 1 Liter Hühnerbrühe mit Brühpulver ansetzen. Den Ingwer und das Zitronengras aus der Kokosmilch herausfischen und beides zur Hühnerbrühe hinzugeben. Noch das Hühnerfleisch, die Tomaten und die Champignons dazugeben und alles bei leichter Hitze für 5 Minuten kochen.

96. Mediterrane Tomatensuppe

226 kcal - KH 13,8 g - E 5 g - F 15,9 g   Fertig in: 30 Min.

Zutaten:
500 g Tomaten; 100 ml Gemüsebrühe; 1 Zwiebel; 1 Bund Basilikum; 2EL Olivenöl; 1 TL Essig (Balsamico); Salz, Pfeffer.

Zubereitung:
Tomaten mit heißem Wasser überbrühen und im Anschluss die Haut abziehen. Erhitzen Sie hierfür mehrmals Wasser mit einem Wasserkocher und gießen Sie dieses über die frischen Tomaten, bis sich die Haut ablöst und Sie diese einfach abziehen können. Tomaten würfeln. Im Anschluss Zwiebel schälen und ebenfalls fein würfeln. Nun in Olivenöl andünsten und die gewürfelten Tomaten hinzugeben. Das Basilikum waschen und die einzelnen Blätter im Anschluss in hauchfeine Streifen schneiden. In der Suppe mitköcheln lassen. Suppe mit Essig, Salz und Pfeffer würzen.

97. Tomaten-Radieschen-Suppe

Kcal 57,4 - KH 4,5 g - E 2 g - F 3 g   Fertig in: 40 Min.

Zutaten:
150 g reife Tomaten; 150 g Radieschen; 150 ml Gemüsebrühe;
1 kleine Zwiebel; 1 Knoblauchzehe; 1 EL Olivenöl;
2 TL saure Sahne; 1 TL schwarze Pfefferkörner; Salz, Pfeffer.

Zubereitung:
Tomaten waschen und vierteln. Radieschen, Knoblauch und Zwiebel ebenfalls waschen und in kleine Würfel schneiden. Nun das Olivenöl erhitzen und Zwiebel und Knoblauch glasig dünsten. Radieschen, Tomaten sowie Pfefferkörner hinzufügen. Brühe hinzugießen, aufkochen und zugedeckt bei mittlerer Hitze 30 Minuten köcheln lassen. Nun die Suppe durch einen Sieb streichen und noch einmal kurz aufkochen lassen und mit Salz und Pfeffer abschmecken. Am Ende die saure Sahne einrühren.

98. Brasilianische Garnelen Suppe

Kcal 476 - KH 6,9 g - E 23,5 g - F 39,1 g Fertig in: 40 Min.

Zutaten:
250 g Garnelen, mit Haut, ohne Kopf; 350 ml Kokosmilch;
1 kleine grüne Paprika; 1 Tomate; 1 Schalotten;
1 Knoblauchzehe; 1 Bio Zitrone; 1 TL Annatto Pulver;
1/4 Bund Koriander; 1,5 EL Kokosöl; Salz, Pfeffer.

Zubereitung:
Paprika abspülen und fein würfeln. Tomaten abspülen, vierteln, die Kerne entfernen und fein würfeln. Knoblauch abpellen und zerdrücken. Schalotten abpellen und fein würfeln. Koriander abspülen, die Blätter abzupfen und beiseite stellen. Pfeffer in einem Mörser zerstoßen. Öl in einem Topf erhitzen, Schalotten glasig andünsten. Knoblauch, Tomaten und Paprika zugeben und zwei Minuten unter Rühren köcheln lassen. Kokosmilch dazu geben und zum Kochen bringen, dann die Hitze reduzieren und das Annatto Pulver zugeben, mit Salz und Pfeffer würzen und etwa 20 Minuten köcheln lassen. Minuten vor Kochende die Garnelen in den Topf geben und langsam köcheln lassen. Topf von der Kochstelle nehmen, Zitronenabrieb dazu geben und mit Salz und Pfeffer abschmecken. Mit den Korianderblättern bestreuen und servieren.

99. Gazpacho (spanische Tomatensuppe)

Kcal 160 - KH 9 g - E 4 g - F 12 g   Fertig in: 60 Min.

Zutaten:
400 g Tomaten ; 1 kleine Salatgurke ; 1 Paprikaschote ; 1 kleine Zwiebel ; 1 Knoblauchzehe ; 1 EL Semmelbrösel ; 3 EL Olivenöl ; 1 EL Weißweinessig ; Salz, Pfeffer.

Zubereitung:
Die Zutaten werden nun grob geschnitten. Hebt von allem etwas auf und würfelt dies klein als Einlage für die Suppe. Tomaten, Gurke, Paprikaschote, Zwiebel und Knoblauch zusammen im Mixer mit etwas Wasser zu einer feinen Paste pürieren. Semmelbrösel, Öl, Essig, Salz und ca. 1/4 l kaltes Wasser dazugeben und nochmal mixen. Je nachdem wie dickflüssig man es möchte, mehr Wasser oder mehr Semmelbrösel dazugeben. Dann mindestens 2 Stunden im Kühlschrank durchziehen lassen. Mit den Gemüsewürfeln bestreuen und servieren.

100. Gelbe Paprikasuppe

Kcal 297,5 - KH 20,6 g - E 7,0 g - F 22,3 g Fertig in: 50 Min.

Zutaten:
1 Pfund gelbe Paprikaschoten; 400 ml Gemüsebrühe;
100 ml Schlagsahne; 3 EL Fetakäse, zerkrümelt; 1 Zwiebel;
1 Knoblauchzehe; 1 EL Olivenöl; Salz, Pfeffer.

Zubereitung:
Die Paprikaschoten. Diese vierteln, entkernen und in Stücke schneiden. Nun die Zwiebeln und den Knoblauch fein hacken. Das Olivenöl in einem Topf erhitzen und Paprika, Zwiebeln und Knoblauch leicht anschwitzen. Anschließend mit der Brühe und der Sahne ablöschen und weitere 20 Minuten köcheln lassen. Die Suppe nun mit einem Stabmixer pürieren, nochmals aufkochen lassen und mit Salz und Pfeffer abschmecken. In Tellern anrichten und mit etwas zerkrümeltem Fetakäse bestreuen.

101. Spargelsuppe

Kcal 205 - KH 2,6 g - E 3,4 g - F 17,9 g   Fertig in: 40 Min.

Zutaten:
300 g Spargel; 1 TL Johannisbrotkernmehl; 30 g Butter; 1/2 Bio Zitrone; 1/2 L Spargelwasser; 50 ml Sahne; Weißer Pfeffer; Muskat; Salz, 1 Prise Xylit.

Zubereitung:
Spargel putzen, schälen und in 3 - 4 cm lange Stückchen schneiden. Spargel in kochendem Wasser, mit 2 TL Salz und 1 TL Xylit für etwa 15 - 20 Minuten gar kochen. Spargel ab mit einer Schaumkelle rausnehmen und beiseite stellen. Spargelwasser in einem Messbecher oder ähnlichen füllen. Butter in einem Topf erhitzen, Topf von der Kochstelle nehmen und das Mehl dazugeben und unter Rühren andünsten. Mit dem Spargelwasser ablöschen, aufkochen und gut rühren damit es nicht klumpt. In die nicht kochende Suppe die Sahne dazugeben und verrühren. Mit Salz, Pfeffer, Muskat und frischen Zitronensaft abschmecken. Spargelstückchen dazugeben und servieren.

102. Zucchinisuppe

Kcal 196,7 - KH 10,9 g - E 10,5 g - F 12,0 g   Fertig in: 40 Min.

Zutaten:
350 g Zucchini; 1/2 l Hühnerbrühe; 30g Parmesan, frisch gerieben; 30g Sahne ; 1/4 Bund Basilikum; 1/4 Bund Petersilie;
1 Knoblauchzehe; 1/2 kleine Zwiebel; 1 TL Sour Creme;
1 EL Olivenöl; Salz, Pfeffer.

Zubereitung:
Zucchini putzen und würfeln. Zwiebel und Knoblauchzehe hacken und mit der Zucchini in etwas Öl in einem Topf anschwitzen. Nach etwa 4 bis 5 Minuten mit Hühnerbrühe ablöschen und weitere 10 Minuten bei mittlerer Hitze köcheln lassen. Dann den Parmesan fein reiben und in die Suppe geben. Kräuter abspülen, fein hacken, in die Suppe geben und mit einem Pürierstab fein pürieren. Die Sahne hinzugeben und mit Salz und Pfeffer abschmecken. Kurz vor dem Servieren einen Klecks Sour Creme auf die Suppe geben.

103. Grüne Bohnensuppe

Kcal 76,5 - KH 12,7 g - E 5,4 g - F 3,1 g Fertig in: 60 Min.

Zutaten:
200 g grüne Bohnen; 3/4 Liter Gemüsebrühe; 50 g Kartoffeln;
50 g Sellerieknolle; 1/4 Lauchstange;1 kleine Karotte; 1/2 Kohlrabi;
1/2 Bund Petersilie; 1 kleine Gemüsezwiebel; 1 EL Olivenöl;
Salz, Pfeffer aus der Mühle.

Zubereitung:
Bohnen waschen, Enden abschneiden und in ca. 3 cm lange Stücke schneiden. Karotte schälen und in dünne Streifen schneiden. Sellerie und Kohlrabi schälen und klein würfeln. Zwiebel schälen, halbieren und in dünne Streifen schneiden. Lauch halbieren, waschen und in Streifen schneiden. Bohnen in einem Topf 10 Minuten kochen, abgießen und beiseite stellen. Öl mit der Zwiebel in einen Suppentopf geben und leicht andünsten. Lauch, Sellerie, Karotte, Kohlrabi dazugeben und unter Rühren leicht anbraten. Kartoffeln dazugeben, mit etwas Brühe ablöschen und durchrühren, die restliche Brühe auffüllen und leicht köcheln lassen. Petersilie fein hacken und beiseite stellen; die Stiele können mit in die Suppe gegeben werden. Bohnen zur Suppe geben und 45 Minuten köcheln lassen. Die Hälfte der Suppe in einen Messbecher füllen, mit einem Stabmixer fein pürieren und zurück in den Topf gießen. Die Hälfte der Petersilie dazugeben, durchrühren und mit Salz und Pfeffer abschmecken. Zum Servieren die Suppe mit der restlichen Petersilie bestreuen.

104. Gefüllte Paprika mit Hüttenkäse

Kcal: 134 - KH 7,8 g - E 13,6 g - F 4,7 g Fertig in: 15 Min.

Zutaten:
1 rote Paprika; 200 g Hüttenkäse; 100 g Radieschen;
5 - 6 Stiele Schnittlauch; Salz, Weißer Pfeffer.

Zubereitung:
Paprika waschen, halbieren und die Kerne entfernen. Radieschen waschen, vierteln und in dünne Scheiben schneiden. Schnittlauch abspülen, trockenschütteln und in feine Ringe schneiden. Frischkäse in eine Schüssel geben, Radieschen, Schnittlauch, Salz und Pfeffer dazu geben und verrühren. Die Frischkäsemischung in die Paprikahälften verteilen und servieren.

105. Gemüse-Nudelpfanne

Kcal 260 - KH 16 g - E 6 g - Fett 19 g   Fertig in: 30 Min.

Zutaten:
1 Zucchini; 2 Karotten; 1 Kohlrabi; 6 Cherrytomaten;
1/2 Dose Kokosmilch; 1/2 Handvoll Koriander;
1/2 Handvoll frische Minze; 1 scharfe Chili; 20 ml Olivenöl;
1/2 Limette; Salz, Pfeffer aus der Mühle.

Zubereitung:
Gemüse (Zucchini, Karotten und Kohlrabi) waschen und schälen. Mit einem Spiralschneider zu Gemüsepasta verarbeiten. Olivenöl in einer großen Pfanne erhitzen und die Gemüsenudeln darin anbraten. Cherrytomaten waschen und halbieren. Chili hacken und mit den Tomaten zu den Nudeln in die Pfanne geben. Alles mit frischem schwarzem Pfeffer und grobem Salz würzen und durchmengen. Sobald die Nudeln etwas Wasser abgeben, den festen Teil der Kokosmilch mit in die Pfanne geben und einrühren. Alles eine Weile köcheln lassen und gelegentlich durchrühren. Kurz bevor der Herd ausgestellt wird noch frischen Koriander und den Saft einer halben Limette in die Pfanne geben und nochmals durchmischen.

106. Gedämpftes Gemüse mit Sojasauce

Kcal 92 - KH 6,5 g - E 5,1 g - F 3,5 g   Fertig in: 30 Min.

Zutaten:
100 g Blumenkohl; 100 g Rosenkohl; 100 g Brokkoli;
1 Knoblauchzehe; 3 EL Sojasauce; 1 EL Honig; 1/2 Limette;
2 EL Sesam; 1 TL Sesamöl.

Zubereitung:
Blumenkohl und Brokkoli waschen und in kleine Röschen teilen. Stiele schälen, in dünne Scheiben schneiden und auf einen Dämpfeinsatz auslegen. Rosenkohl schälen und mit Blumenkohl- und Brokkoliröschen auf den Dämpfeinsatz legen. Diesen in einen mit Wasser gefüllten Topf geben. Topf schließen und alles ca.8-10 Min. dämpfen. Sesam in einer Pfanne ohne Fett hellbraun anrösten. Knoblauch schälen und in feine Scheiben schneiden. Öl in einem Topf erhitzen, Knoblauch darin leicht anbraten, Sojasauce und Honig dazugeben und leicht einkochen lassen. Limettensaft und Sesamöl vermischen und dazu gießen. Umrühren, kurz aufkochen lassen und abschmecken. Topf beiseite stellen. Gemüse aus dem Dämpfer nehmen, auf Teller verteilen, Sauce darüber geben und mit Sesam bestreuen. Restliche Sauce mit dem Sesam vermischen und dazu servieren.

107. Spinatnocken in Tomatensauce

Kcal. 287,2 - KH 17,4 g - E 18,0g - F 13,6 g Fertig in: 50 Min.

Zutaten:
400 g Spinat; 250 g Tomaten; 50 g Edelpilzkäse; 10 g Magerquark; 1 Ei; 1 rote Zwiebel; 1/2 Bund Basilikum; 1 EL Olivenöl; 4 EL Mehl; Muskatnuss, Salz, Pfeffer.

Zubereitung:
Spinat waschen, verlesen, und tropfnass in einem großen Topf bei mittlerer Hitze zusammenfallen lassen. Danach in einem Sieb abtropfen lassen und grob hacken. Quark in ein mit Küchenpapier ausgelegtes Sieb geben, abtropfen lassen, und mit Eier und Mehl verrühren. Käse zerbröckeln und zur Hälfte zur Quarkmasse geben. Spinat hinzugeben, alles miteinander verkneten und mit Salz, Muskatnuss und Pfeffer würzen und für ca. 30 Minuten zugedeckt kühl stellen. Die Tomaten häuten, vierteln und entkernen. Anschließend in kleine Würfel schneiden. Zwiebeln pellen und fein hacken. Öl erhitzen und die Zwiebel darin glasig anbraten. Nun die Tomaten hinzugeben und ca. 5 Minuten leicht köcheln lassen. Anschließend mit Salz und Pfeffer würzen. Nun mit 2 Teelöffeln Nocken von der Spinat-Quarkmasse abstechen und in kochendes Salzwasser geben. Ca. 6 Minuten bei reduzierter Hitze gar ziehen lassen und in einem Sieb abtropfen lassen. Das Basilikum waschen und in feine Streifen schneiden und unter die Tomatensauce rühren. Nun die Tomatensauce auf vier Teller geben und die Spinatnocken portionsweise darauf verteilen und mit dem restlichen Käse bestreuen. Bei 200°C im vorgeheizten Backofen etwa 10 Minuten überbacken, anschließend sofort servieren.

108. Gemischtes Grillgemüse mit Feta

Kcal 169 - KH 6g - E 4.5g - F 13g Fertig in: 20 Min.

Zutaten:
1/2 Aubergine; 1/2 Zucchini; 1/2 rote Paprika; 4 Cherrytomaten; 2 EL Olivenöl; 1 Knoblauchzehe; 20 g Fetakäse; Etwas Oregano, Salz, Pfeffer.

Zubereitung:
Grill auf mittlerer Hitze vorheizen. Gemüse waschen und in dünne Scheiben schneiden. Tomaten halbieren. Aubergine eventuell schon leicht salzen, um etwas Bitterkeit und Wasser zu entziehen und ein paar Minuten liegen lassen. Geschnittenes Gemüse auf den Grill legen und ein paar Minuten pro Seite grillen. Das Gemüse vom Grill nehmen, kurz abkühlen lassen und in eine Schüssel geben. Olivenöl, Salz, Oregano und Pfeffer dazu geben und vorsichtig vermengen. Abschließend mit zerbröckeltem Feta garnieren.

109. Gefüllte Champignons

Kcal 250 - KH 4,7 g - E 17,7 g - F 15,6 g Fertig in: 40 Min.

Zutaten:
8 Champignons; 500 g Blattspinat; 2 Knoblauchzehen; 1 Zwiebel; 100 g Gorgonzola; Etwas Olivenöl; Salz, Pfeffer.

Zubereitung:
Die Pilze putzen und die Stiele aus den Champignons entfernen. Zwiebel und Knoblauchzehen zusammen mit den Stielen kleinhacken und in etwas Olivenöl in einer Pfanne anbraten. Sobald die Masse eine goldbraune Farbe angenommen hat, beiseite stellen. Den Spinat waschen und klein schneiden. Nun zusammen mit dem kleingeschnittenen Gorgonzola zu der Zwiebel-/Knoblauchmasse geben und verrühren. In der Zwischenzeit den Backofen auf 200°C vorheizen. Die Champignonköpfe mit der Masse füllen, auf ein mit Backpapier ausgelegtes Backblech geben und 20 Minuten im Backofen backen.

110. Überbackenes Gemüse

Kcal 169 - KH 5 g - E 11.6 g - F 10.9 g   Fertig in: 20 Min.

Zutaten:
1 Tomate; 2 Champignons; 1 kleine Aubergine; 1 gelbe Paprika; 100 g Mozzarella; Salz, Pfeffer.

Zubereitung:
Backofen mit Ober-und Unterhitze auf 200 ° C vorheizen. Backblech bereitstellen. Alle Zutaten in Scheiben schneiden und abwechselnd in einer kleinen backofenfesten Schale schichten. Mit Salz und Pfeffer würzen und mit geriebenem Mozzarella überstreuen. Den Käse ruhig in die offenen Stellen stopfen. Für 10-15 Minuten auf erhöhter Stufe backen.

111. Gebackene Brokkoli

Kcal 208 - KH 2,6 g - E 2,5 g - F 3,3 g   Fertig in: 40 Min.

Zutaten:
350 g Brokkoli; 70 g rote Paprika; 50 g Schinkenwürfel ;
1/2 Möhre; 100 g Schmand; 1/2 TL Johannisbrotkernmehl;
10 g Gemüsebrühepulver; 300 ml. Wasser; Etwas Zitronenwasser;
Etwas Pfeffer aus der Mühle.

Zubereitung:
Backofen auf 200 Grad vorheizen. Brokkoli in kleine Röschen schneiden und in eine Auflaufform legen. Schinkenwürfel dazu geben. Möhre schälen und dann hobeln. Paprika in Streifen schneiden und auf den Brokkoli verteilen. Gehobelte Möhre drauf legen. Wasser mit Gemüsebrühe, Schmand, Zitronenwasser, Johannisbrotkernmehl und Pfeffer verrühren und in die Form gießen. Ca. 30 Minuten backen.

112. Ratatouille

Kcal 90,6 - KH 13,7 g - E 4,6 g - F 0,9 g   Fertig in: 70 Min.

Zutaten:
1/2 Aubergine; 2 Zucchini; 2 Fleischtomaten; 1 rote Paprika; 1/2 gelbe Paprika; 1 Zwiebel; 2 Knoblauchzehen; 2 EL Olivenöl; 70 ml Gemüsebrühe; 1/2 Handvoll Basilikum; Koriander, Salz, Pfeffer.

Zubereitung:
Die halbe Aubergine waschen und in fingerdicke Scheiben schneiden. Von beiden Seiten mit Salz bestreuen und ca. 30 Minuten Wasser ziehen lassen. Zucchini waschen, von den Spitzen und Stielansätzen befreien und in dicke Scheiben schneiden. Zwiebel schneiden, Paprikaschoten und Tomaten längs halbieren, entkernen und auch in breite Streifen schneiden. Die Auberginenscheiben mit einem Küchenpapier trocken tupfen und kurz von beiden Seiten anbraten. Die Scheiben anschließend aus der Pfanne nehmen, beiseite stellen. Nun die Zwiebel mit den Paprikastreifen und der Zucchini in etwas Öl anbraten. Nach kurzer Zeit die Pfanne von der Kochstelle nehmen. Knoblauchzehen in einem Topf anbraten, das Gemüse zugeben, mit Brühe auffüllen und zugedeckt bei mittlerer Hitze ca. 30 Minuten dünsten. Nun die Tomaten dazugeben und weitere 15 Minuten köcheln lassen. Mit Koriander, Salz und Pfeffer abschmecken und mit dem gezupften Basilikum bestreuen.

113. Champignon- Tomaten Auflauf

Kcal 410 - KH 6.5 g - E 14.5 g - Fett 35 g   Fertig in: 20 Min.

Zutaten:
200 g Champignons; 2 Stangen Frühlingszwiebeln;
4 EL Tomatensoße; 4 EL Olivenöl; 100 g Mozzarella; Salz, Pfeffer.

Zubereitung:
Backofen auf ca. 200 °C mit Umluft vorheizen. Eine Auflaufform bereitstellen. Champignons vom Stamm entfernen und anschließend halbieren. Frühlingszwiebeln von der äußeren Schicht entfernen und dann in kleine Ringe schneiden. Olivenöl in einer Pfanne erhitzen. Zwiebeln und Champignons zusammen scharf anbraten bis die Pilze langsam braun werden. Anschließend in die Auflaufform geben, die Tomatensoße dazu, kurz durchrühren und mit dem geriebenen Mozzarella überstreuen. Alles für ca. 10 bis 15 Minuten im Ofen backen. Nach dem Backen noch mit ein paar frischen Frühlingszwiebeln bestreuen.

114. Spinat mit Champignons

Kcal 307,0 - KH 1,7 g - E 10,6 g - F 27,4 g   Fertig in: 15 Min.

Zutaten:
150 g Babyspinat; 150 g Champignons; 3 EL Weißweinessig;
3 EL Olivenöl; 50 g Chorizo; Etwas Knoblauchgranulat;
Salz, Pfeffer.

Zubereitung:
Spinat und Champignons putzen. Champignons und Chorizo in kleine Stücke schneiden und in etwas Öl anbraten. Mit Salz, Pfeffer und Knoblauchgranulat würzen. Nun ein Dressing aus Essig, Öl, Salz und Pfeffer zubereiten. Den Spinat auf zwei Tellern anrichten. Chorizo, Champignons und das Dressing darüber geben.

115. Avocado mit Cherrytomaten

Kcal 333 - KH 11 g - E 3.6 g - F 29 g   Fertig in: 10 Min.

Zutaten:
2 Avocados; 8 Cherrytomaten; 2 kleine Zwiebeln;
1 1/2 EL Olivenöl; 2 Spritzer Limetten- oder Zitronensaft;
Salz, Pfeffer.

Zubereitung:
Die Avocados halbieren, schälen, in kleine Stücke zerschneiden und in eine Schüssel geben. Die Zwiebel schälen und in feine Würfel hacken. Ebenfalls in die Schale geben. Die Tomaten kurz abwaschen, vierteln und ebenfalls dazu geben. Alles mit Olivenöl, Salz und Pfeffer und ein Paar Spritzer Limetten- oder Zitronensaft würzen. Ordentlich vermengen und servieren.

116. Rucola mit Hüttenkäse, Feigen, und Walnüssen

Kcal 184 - KH 7,5 g - E 8,1 g - F 13,3 g   Fertig in: 10 Min.

Zutaten:
200 g Rucola; 4 Feigen; 100 g Hüttenkäse; 50g Walnüsse; Etwas Balsamico, Salz, Pfeffer.

Zubereitung:
Rucola waschen und abtropfen lassen. Feigen abspülen und vierteln. Käse klein schneiden. Rucola auf die Teller verteilen. Feigen, Nüsse und Käse dazugeben. Mit Salz und Pfeffer würzen und mit Balsamico beträufeln.

117. Caesars Salad

Kcal 440,9 - KH 2,6 g - E 24,7 g - F 35,9 g   Fertig in: 20 Min.

Zutaten:
1/2 Romana-Salatkopf; 1 Hühnerbrustfilet; 1 Eigelb ;
25 g Parmesan, frisch gehobelt; 2 Sardellenfilets, zerdrückt;
50 g Speckwürfel, knusprig gebraten; 50 ml Olivenöl;
1 Knoblauchzehe, kleingehackt; 1 EL Zitronensaft;
1 TL Dijonsenf; 1/2 EL Worcestersoße; Salz, Pfeffer.

Zubereitung:
Für die Salatsoße: Olivenöl, Knoblauch, Zitronensaft, Eigelb, Senf, Worcestersoße und Sardellenfilets in einen Mixbecher geben und pürieren. Währenddessen das Olivenöl langsam hinzugeben, bis eine cremige, sämige Soße entsteht und mit Salz und Pfeffer abschmecken. Nun den Salat putzen und in Stücke zerteilen. Die Speckwürfel sowie die Hähnchenbrustfilets in einer Pfanne knusprig braten und anschließend zusammen mit dem frisch gehobelten Parmesan über den Salat geben. Zum Schluss Soße darüber geben.

118. Rote Beete mit Spinat und Ei

Kcal 206 - KH 6,9 g - E 10,5 g - F 13,5 g Fertig in: 30 Min.

Zutaten:
200 g Spinat ; 2 kleine rote Beete Kugel ; 2 Eier ; 1/2 Zitrone ; 1/2 EL Butter ; 1 TL Agavendicksaft ; 15 g gemischte Kerne ; 1 EL Olivenöl ; Salz, Pfeffer.

Zubereitung:
Rote Bete schälen und in dünne Scheiben hobeln. Spinat waschen und in Salatschleuder trocknen. Zitrone abspülen und Zesten abreiben. Eier hart kochen. Kerne in einer beschichteten Pfanne ohne Öl anrösten und herausnehmen. Butter in der heißen Pfanne schmelzen und rote Bete darin anbraten. Zitronenzesten, Salz, Pfeffer und Agavendicksaft dazugeben und durchschwenken. Olivenöl zum Spinat geben und durchrühren. Eier schälen, vierteln und zum Salat geben. Rote Bete auf dem Salat verteilen und mit Kernen bestreuen.

119. Caprese Salat mit Balsamico

Kcal 340 - KH 7.5 g - E 26 g - F 20.3 g Fertig in: 5 Min.

Zutaten:
4 Tomaten; 1 große Mozzarella; 1 EL Olivenöl; 1 EL Balsamico; Etwas Basilikum; Etwas Oregano; Salz, Pfeffer aus der Mühle.

Zubereitung:
Die Tomaten waschen und den Strunk entfernen. Anschließend in Scheiben oder Schnitze schneiden. Rund herum auf einem Teller anordnen. Mozzarella abtropfen lassen, in Scheiben schneiden und auf die Tomaten oder in die Mitte des Tellers legen. Mit frisch gemahlenem Pfeffer, etwas Salz, Basilikum und Oregano würzen. Mit Olivenöl und Balsamico übergießen. Mit frischem Basilikum verzieren und kurz ziehen lassen.

120. Spargel-Erdbeer-Salat

Kcal 152,2 - KH 6,9 g - E 2,5 g - F 11,7 g Fertig in: 30 Min.

Zutaten:
150 g weißer Spargel; 150 g Erdbeeren; 20 g Pinienkerne;
1 EL Balsamico; 2 EL Olivenöl; Salz, Pfeffer.

Zubereitung:
Spargel putzen, schälen und anschließend ca. 15 Minuten in Salzwasser bissfest garen. In der Zwischenzeit die Pinienkerne in einer Pfanne anrösten und aus Essig, Öl, sowie Salz und Pfeffer das Dressing anrühren. Den Spargel nun in Stücke schneiden und abkühlen lassen. Anschließend die Erdbeeren waschen, vierteln und auf dem Spargel verteilen. Zum Schluss das Dressing darüber geben und die Pinienkerne auf dem Spargel-Erdbeer-Salat verteilen.

121. Rotkohl mit Radieschen und Frühlingszwiebel

Kcal 66 - KH 8 g - E 2 g - F 2,5 g Fertig in: 30 Min.

Zutaten:
1/4 Rotkohl (ca. 200 g); 2 Frühlingszwiebel; 4 Radieschen;
1/4 Bund Petersilie; Saft einer halben Zitrone; 1 EL Olivenöl;
1 TL Agavendicksaft; Salz, Pfeffer.

Zubereitung:
Rotkohl putzen, waschen und in feine Streifen schneiden oder mit dem Gemüsehobel fein hobeln. Rotkohl mit Salz mischen und ordentlich durchkneten und für etwa 20 Minuten ziehen lassen. Frühlingszwiebeln abspülen und nur das grüne in feine Ringe schneiden, die weiße Zwiebelknolle anderweitig verwenden. Radieschen putzen, abspülen, halbieren und in feine Scheiben schneiden. Rotkohl mit Zitronensaft, Agavendicksaft und Olivenöl anmachen. Frühlingszwiebel und Radieschen unterheben und mit Petersilie und frischem Pfeffer abschmecken.

122. Grünkohl mit Kürbis

Kcal 216 - KH 15 g - E 4 g - F 15 g   Fertig in: 30 Min.

Zutaten:
100 g Grünkohl; 150 g Hokkaido-Kürbis; 1 Knoblauchzehe;
1 EL frischer Zitronensaft; 1 EL Honig; 1 TL Dijon-Senf;
3 EL Olivenöl; 1 EL Apfelessig; Salz, Pfeffer.

Zubereitung:
Backofen auf ca. 180 °C mit Umluft vorheizen und ein Backblech mit Backpapier bereitstellen. Den Kürbis putzen und von den Kernen und der Schale entfernen. Knoblauch schälen und in Scheiben schneiden. Dann in Würfel oder Schnitze schneiden und mit einem EL Olivenöl, leicht gesalzen und mit etwas Knoblauch auf das Backblech legen und für ca. 20 Minuten backen. In der Zwischenzeit den Grünkohl waschen und vom Stamm entfernen. Alles in eine große Schüssel geben. Für das Dressing alle Zutaten (Zitronensaft, Senf, Reste des Olivenöls, Apfelessig, Salz und Pfeffer) in eine Schüssel geben und mit einer Gabel vermengen. Alles über den frischen Grünkohl geben und mit den Händen leicht und vorsichtig einkneten. Den Ofen nach 20 Minuten ausschalten und den Grünkohl noch kurz für 1-2 Minuten in der Abkühlzeit mit in den Ofen über den Kürbis geben.

123. Spargel mit Avocado

Kcal 496,2 - KH 42,3 g - E 19,5 g - F 89,3 g Fertig in: 30 Min.

Zutaten:
500 g Spargel, weiß oder grün ; 150g Mozzarella ;
150g Kirschtomaten; 1 Avocado ; 5 Stiele Basilikum ; 5 EL
Olivenöl ; 3 EL Balsamico ; Salz, Pfeffer.

Zubereitung:
Den Spargel schälen und etwa 15 Minuten in Salzwasser kochen. Währenddessen Avocado und Mozzarella in kleine Würfel schneiden. Die Kirschtomaten halbieren. Den Spargel ebenfalls in Stücke schneiden und zu den Kirschtomaten, den Mozzarella- und den Avocado-Würfeln geben. Für das Dressing die Basilikumblätter in feine Streifen schneiden und zum Öl und Essig geben, mit Salz und Pfeffer abschmecken und über den Spargelsalat geben.

124. Gurke mit Melone

Kcal 72,5 - KH 10,4 g - E 2,4 g - F 2,95 g Fertig in: 10 Min.

Zutaten:
2 kleine Gurken; 200 g Wassermelone; 10 g Mandeln;
1 Limette; 4 Stiele frische Minze

Zubereitung:
Gurken abspülen und in Scheiben schneiden. Melone in kleine Würfel schneiden. Mandeln hacken. Minze abspülen und die Blätter abzupfen. Limette vierteln. Die Zutaten auf 2 Teller anrichten, etwas Limettensaft darüber verteilen und servieren.

125. Radicchio mit Trauben

Kcal 350 - KH 10 g - E 2 g - F 30 g Fertig in: 10 Min.

Zutaten:
1 Kopf Radicchio; 1/2 Bund Petersilie; 100g Weiße Trauben ohne Kerne; 75 g Kirschtomaten; 1 TL Senf; 1 TL Xylit;
2 EL Walnussöl; 2 EL Traubenkernöl; Salz, Pfeffer.

Zubereitung
Den Radicchio zerrupfen und den Stamm entfernen. Anschließend waschen und trocken schleudern. Petersilie waschen und mit einem Küchentuch trocken tupfen. Dann die Blätter von den Zweigen zupfen. Trauben waschen, ebenfalls etwas trocknen und halbieren. Senf, Essig und eine Prise Xylit in einer Schüssel verrühren und das Öl anschließend langsam bei gleichmäßigem Rühren einlaufen lassen. Mit Salz und Pfeffer würzen und abschmecken. Tomaten ebenfalls waschen und halbieren. Alle Zutaten vermischen und servieren.

126. Tomaten-Edamer Salat

Kcal 662,5 - KH 6,3 g - E 33,8 g - F 56,3 g Fertig in: 10 Min.

Zutaten:
250 g Edamer; 50 g getrocknete, eingelegte Tomaten;
25 g Oliven, schwarz; 25 g Oliven, grün; 1 Stiel Rosmarin;
1 Knoblauchzehe; 1 EL Weißweinessig; 3 EL Olivenöl;
Salz, Pfeffer.

Zubereitung:
Den Käse in kleine Würfel schneiden. Knoblauch und Rosmarin fein hacken. Die getrockneten Tomaten und die Oliven klein schneiden. Essig, Öl, Rosmarin, Tomaten, Oliven und Knoblauch in eine Schüssel geben und gut vermischen. Nun nur noch den Käse hinzufügen, gut durchmischen und mit Salz und Pfeffer abschmecken.

127. Grüner Spargel mit Rucola

Kcal 116 - KH 8,8 g - E 6,6 g - F 5 g Fertig in: 15 Min.

Zutaten:
500 g grüner Spargel; 12 Cherrytomaten; 50 g Rucola; 1 Zitrone;
4 - 5 Stängel Petersilie; 1 EL Olivenöl; 1 TL Xylit; Salz, Pfeffer.

Zubereitung:
Spargel putzen und das untere Drittel abschneiden. Öl in eine Pfanne erhitzen und die Spargelstangen portionsweise darin anbraten. Je nach Größe etwa 3 - 4 Minuten. Mit Zitronensaft, Xylit, Salz und Pfeffer würzen. Spargel aus der Pfanne nehmen und auf einem Küchentuch legen. Cherrytomaten abspülen und vierteln. Rucola waschen, verlesen und trocken schleudern. Petersilie abspülen, trocken schütteln und die Stiele entfernen. Alle Zutaten auf 2 Teller anrichten, würzen und servieren.

128. Gebratene Hähnchenbrust in Tomatensoße

Kcal 291 - KH 5,7 g - E 48 g - F 8,3 g Fertig in: 30 Min.

Zutaten:
Für die Soße:
2 Tomaten; 50 g Zucchini; 1 rote Zwiebel; 1/2Bund Koriander;
1 rote Chilischote; 1 Knoblauchzehe; Saft einer Limette;
Salz, Pfeffer.
Für die Hänchenbrust:
2 Hähnchenbrustfilets á 200 g; 1/2 TL Paprika rosenscharf;
1 EL Olivenöl; 1/2 TL Kurkuma; Salz, Pfeffer.

Zubereitung:
Tomaten und Zucchini in kleine Würfel schneiden. Zwiebel und Knoblauch klein schneiden. Chilischote und Koriander hacken. Limettensaft in eine Schüssel gießen und die zerkleinerten Zutaten dazugeben. Mit Salz und Pfeffer abschmecken und ziehen lassen. Für die Hähnchenbrust Gewürze in einer kleinen Schüssel vermischen und Filets damit einreiben. Olivenöl in einer Pfanne erhitzen und Filets von beiden Seiten braten. Filets aus der Pfanne nehmen, aufschneiden und Tomatensoße darauf verteilen.

129. Rinderrouladen mit Gewürzgurken

Kcal 430 - KH 3,8 g - E 46 g - F 19,1 g Fertig in: 95 Min.

Zutaten:
2 Rinderrouladen; 1 Zwiebel; 4 Speck-Scheiben; 2 Gewürzgurken; 100 ml. Rotwein; 250 ml. Fleischfond; 1 EL Tomatenmark; 1 1/2 TL Olivenöl; Senf; Salz und Pfeffer.

Zubereitung:
Fleisch flachklopfen. Mit Senf bestreichen, salzen und pfeffern. Mit dem Speck, der gehackten Zwiebel und jeweils 1 Gurke belegen. Von der schmalen Seite aufrollen und mit Küchengarn umwickeln. Danach in heißem Öl von allen Seiten schön braunbraten, das Tomatenmark zugeben und etwas mit anschmoren lassen, dann mit dem Rotwein ablöschen. Ist der Wein ein wenig eingekocht den Fleischfond hinzugeben und die Rouladen 1 1/2 Stunden bei kleiner Hitze vor sich hin schmoren. Dann die Sauce nochmals mit Pfeffer und Salz abschmecken.

130. Hähnchen mit Balsamico

Kcal 285 - KH 4,3 g - E 46 g - F 7,3 g Fertig in: 20 Min.

Zutaten:
2 Hähnchenbrustfilets à 200 g; 1/2 TL Rosmarin, getrocknet; 30 ml Balsamico-Essig; 2 Knoblauchzehen; 2 rote Chilischoten; 1 EL Olivenöl; Salz, Pfeffer.

Zubereitung:
Knoblauch und Chili kleinhacken und mit Rosmarin, Pfeffer und Salz mischen. Die Hähnchenbrust mit Öl beträufeln und mit der Gewürzmischung einreiben. Nun in die Pfanne geben und von jeder Seite 5 Minuten garen. Falls der Bratensaft am Pfannenboden haftet, 1 EL Wasser einrühren. Am Schluss mit dem Balsamico-Essig beträufeln.

131. Überbackene Putenbrust

Kcal 467 - KH 7 g - E 65.5 g - F 19.5 g Fertig in: 40 Min.

Zutaten:
400 g Putenbrust (2 Stück); 1 Mozzarella; 1 rote Paprika; 8 kleine Cherrytomaten; 2 EL geriebener Parmesan; Etwas Basilikum; Etwas Petersilie; Etwas Schnittlauch; Salz, Pfeffer.

Zubereitung:
Backofen auf 180 °C mit Umluft vorheizen und ein Backblech mit Backpapier oder ein Rost bereitlegen. Paprika und Cherrytomaten kleinhacken. Schnittlauch, Petersilie und Basilikum kurz waschen und kleinhacken. Putenbrust kurz unter kaltem Wasser abwaschen und trockentupfen. Vorsichtig mit einem scharfen Messer gefächert einschneiden. Mozzarella in Scheiben schneiden und in die Fächer der Putenbrust füllen. Alles in eine passende Auflaufform geben und Gemüse und Kräuter darüber geben und alles mit je einem Esslöffel geriebenem Parmesan bestreuen. Alles würzen und für ca. 30 Minuten im Ofen backen.

132. Hackfleisch mit Gemüse

Kcal 420 - KH 3,6 g - E 38 g - F 7,1 g Fertig in: 30 Min.

Zutaten:
500 g Hackfleisch gemischt; 280 g Kohlrabi frisch geschält;
180 g Karotten geschält; 200 g Champignons braun;
150 g Frischkäse; 200 ml Gemüsebrühe; 1 EL Olivenöl;
1 TL Cayennepfeffer; 1 TL Paprika edelsüß; Salz, Pfeffer.

Zubereitung:
Kohlrabi würfeln. Champignons in Scheiben schneiden. Karotten würfeln. Das Hackfleisch im heißen Öl anrösten. Das Gemüse und die Champignons zugeben und ca. 10 Min. schmoren. Die Brühe zugießen, Paprikapulver und Cayennepfeffer zugeben und bei abgedecktem Topf so lange leicht köcheln lassen, bis das Gemüse fast weich wird. Den Frischkäse zugeben und mit Salz und Pfeffer abschmecken.

133. Hähnchenschenkel mit Pfifferlingen

Kcal 333 - KH 0,7 g - E 42 g - F 17 g Fertig in: 45 Min.

Zutaten:
2 Hähnchenschenkel á 200 g; 100 g Pfifferlinge;
50 g Champignons; 1 Schalotte; 1/2 Bund Thymian;
2 EL Olivenöl; Salz, Pfeffer.

Zubereitung:
Hähnchenschenkel abspülen und trocknen. Schalotte schälen und würfeln. Thymianblätter vom Stiel abstreifen. In einer Pfanne 1 EL Olivenöl erhitzen und Hähnchenschenkel von allen Seiten scharf anbraten, dann mit Thymian bestreuen und im vorgeheizten Backofen bei 140°C für etwa 35 Minuten garen. Pilze putzen. In einer zweiten Pfanne 1 EL Olivenöl heiß werden lassen und Schalotte darin anbraten. Pilze dazugeben und kurz braten. Pilzpfanne mit Salz und Pfeffer abschmecken und dann zum Hähnchen geben.

134. Gegrillte Hähnchenspieße mit Feldsalat und Rucola

Kcal 327 - KH 4,2 g - E 23,1 g - F 24,5 g   Fertig in: 90 Min.

Zutaten:
Für die Spieße: 250 g Hähnchenfleisch; 1 Knoblauchzehe; Kurkuma; Chiliflocken; 1 EL Olivenöl; Salz, Pfeffer.
Für den Salat: 150 g Feldsalat; 1 kleine Zwiebel; 100 g Cherrytomaten; 30 g Rucola;1 EL Olivenöl; Salz.

Zubereitung:
Hähnchenfleisch in Stücke schneiden. Knoblauch fein hacken und gemeinsam mit den Kräutern und dem Olivenöl in eine Schüssel geben und verrühren. Fleisch darin marinieren und abgedeckt im Kühlschrank für 60 Min. ziehen lassen. Feldsalat und Rucola waschen und in Stücke zupfen. Zwiebel in dünne Ringe schneiden. Tomaten abspülen und halbieren. Salat und Gemüse in eine Schüssel geben, Olivenöl und Salz dazugeben und verrühren. Grill anheizen. Fleisch auf Holzspieße stecken und grillen. Salat auf vier Teller verteilen, Spieße dazulegen und servieren.

135. Lachs mit Fenchel

Kcal 303,4 - KH 6,6g - E 31,3g - F 16,2g   Fertig in: 20 Min.

Zutaten:
2 Lachsfilets (à 125g); 1/2 Fenchelknolle; 250 g Lauch; 70 ml Gemüsebrühe; 2 EL saure Sahne; Etwas Zitronensaft; Etwas Sojasauce; Salz, Pfeffer.

Zubereitung:
Fenchel und Lauch in Scheiben schneiden. Gemüsebrühe in einer Pfanne erhitzen und die Filets 5 Minuten in der Brühe garen. Fisch aus der Brühe nehmen, mit Sojasauce beträufeln, beiseite stellen. Gemüse in die mit der Brühe gefüllten Pfanne geben und ca. 5 Min. garen lassen. Mit Salz, Pfeffer und Zitronensaft abschmecken. Die restliche Brühe mit 4 EL saurer Sahne vermischen.

136. Forelle mit überbackenen Tomaten

Kcal 563 - KH 3,3 g - E 61,3 g - F 33,3 g   Fertig in: 30 Min.

Zutaten:
2 Forellen küchenfertig, á 300-400 g; 8 Cherrytomaten;
60 g Butter; 2 Zitronen; 3 - 4 Stängel Basilikum; Salz, Pfeffer.

Zubereitung:
Backofen auf 160°C mit Ober- und Unterhitze erwärmen. Forellen abspülen, trockentupfen und den Kopf abschneiden. Etwa 50 g Butter langsam in einer großen Pfanne erhitzen. Forellen von beiden Seiten leicht goldbraun anbraten. Tomaten abspülen und in Scheiben schneiden. Eine Zitrone halbieren, die andere in kleine Schiffchen schneiden. Forellen aus der Pfanne nehmen, auf ein Backblech legen und vorsichtig aufklappen. Die Innenseiten der Forellen mit Butter einreiben, jeweils den Saft einer halben Zitrone auf eine Forelle verteilen. Mit Salz und Pfeffer würzen. Tomaten auf die Forellen legen und im Ofen für etwa 6 - 7 Minuten backen. Fisch aus den Ofen nehmen und auf 2 Teller geben. Basilikum darüber verteilen und zusammen mit den Zitronenschiffchen servieren.

137. Gedünsteter Fisch mit Gemüse

Kcal 222,75 - KH 15,8 g - E 33,4 g - F 1,7 g   Fertig in: 20 Min.

Zutaten:
300 g Schellfischfilet; 250 g Kohlrabi; 250 g Porree;
150 g Möhren; 2 EL Creme Fraiche; Zitronensaft; Salz, Pfeffer.

Zubereitung:
Das Fischfilet waschen, mit Küchenpapier abtupfen und mit Zitronensaft, Salz und Pfeffer würzen. Möhre, Porree und Kohlrabi waschen und in feine Stifte schneiden. In 1 TL Olivenöl kurz andünsten und mit Salz und Pfeffer würzen. Fisch auf das Gemüsebett platzieren und etwa 8 Minuten zugedeckt garen. Zum Schluss 1 EL Creme Fraiche unterrühren.

138. Lachsfilet mit Spinat

Kcal 316,8 - KH 2,1 g - E 28,8 g - F 10,4 g   Fertig in: 35 Min.

Zutaten:
2 Lachsfilets à 250 g; 250 g Blattspinat; 1 Zwiebel;
2 Knoblauchzehen; Muskatnuss; Salz, Pfeffer.

Zubereitung:
Die Zwiebel und die Knoblauchzehen klein schneiden, kurz in einem Topf anbraten und über den Blattspinat geben. Gut untermischen. Den Backofen auf 180°C vorheizen und die mit Salz und Pfeffer gewürzten Lachsfilets in eine große Auflaufform geben. Anschließend den Blattspinat um die Filets portionieren und etwa 25 Minuten im Ofen gar werden lassen.

139. Fischbällchen mit Kokospanade

Kcal 454 - KH 4 g - E 22,7 g - F 34,6 g   Fertig in: 45 Min.

Zutaten:
Für die Fischbällchen:
200 g Kabeljau; 1 Chilischote; 1 Knoblauchzehe; Kokosmehl zum Wenden; 80 g Kokosflocken; 1/2 Bund Koriander; 30 g Kokosöl; 1 Ei; Salz, weißer Pfeffer;
Für die Sauce:
1/2 Stange Lauch; 1/2 Schalotte; 150 ml Fischfond;
50 ml Weißwein; 1/2 EL Butter; 1 TL Xylit; Salz, Pfeffer.

Zubereitung:
Fisch abspülen, abtrocknen und fein würfeln. Chili halbieren, entkernen und die Trennwände entfernen. Knoblauch abpellen und auspressen. Koriander abspülen, trockenschütteln und fein hacken. Alles in einer Schüssel vermengen, mit Salz und weißem Pfeffer würzen und kleine Kugeln daraus formen. Ei aufschlagen, mit Salz und Pfeffer würzen. Mehl auf einen Teller verteilen und die Kugeln darin wälzen. Dann durch das Ei ziehen und in Kokosflocken wenden. Öl erhitzen und die Kugeln ca. 5 Minuten von jeder Seite goldbraun ausbacken. Die fertigen Bällchen auf einem Küchenpapier abtropfen lassen und im vorgeheizten Backofen bei 80°C Umluft warm halten. Lauch erst quer und dann längs halbieren, Lauchblätter abspülen, trockentupfen und in feine Ringe schneiden. Schalotte abpellen und fein hacken. Butter in einer Pfanne schmelzen, Schalotten anbraten und den Lauch dazu geben. Lauch anbraten, mit Weißwein ablöschen und einkochen lassen. Mit Gemüsefond auffüllen und 15 - 20 Minuten einkochen lassen. Mit Xylit, Salz und Pfeffer abschmecken. Lauch auf Teller verteilen und die Fischbällchen darauf anrichten.

140. Rotbarsch mit Brokkoli

Kcal. 203,0 - KH 4,9 g - E 32,0 g - F 5,2 g Fertig in: 20 Min.

Zutaten:

300 g Rotbarsch; 300 g Brokkoli; 1 Schalotte; 1 große Zitrone; 1 EL Olivenöl; 2 TL Mandelblättchen, geröstet.

Zubereitung:

Rotbarsch in Stücke schneiden und mit Zitronensaft beträufeln. Ca. 5 Minuten in der Pfanne anbraten. Den Brokkoli in kleine Röschen zerteilen und mit einer Schalotte andünsten. Dann mit Salz und Pfeffer abschmecken und mit dem Rotbarsch anrichten. Mit den gerösteten Mandelblättchen bestreuen.

BROT UND BRÖTCHEN

141. Fladenbrot mit Sesam und Chia-Samen

Kcal 250 - KH 4,8 g - E 23 g - F 15,5   Fertig in: 35 Min.

Zutaten:
3 Eier; 100 g mageren Frischkäse; 1 EL Flohsamenschalenpulver;
1 EL Backpulver; 50 g geriebenen Käse; Olivenöl; Salz;
Etwas Sesam und Chia-Samen.

Zubereitung:
Backofen vorheizen auf 150 °C (Umluft) und ein Backblech mit Backpapier bereitstellen. Die Eier in zwei getrennte Schüsseln trennen. Das Eiweiß steif schlagen. Frischkäse, Flohsamenschalenpulver und Backpulver zu dem Eigelb geben und gut vermischen. Gut salzen. Dann der Masse den geriebenen Käse unterrühren. Anschließend vorsichtig und in aller Ruhe das steife Eiweiß unterheben. Je vorsichtiger das gemacht wird, desto luftiger werden die Brote. Das Backpapier zur Sicherheit nochmal mit einem Küchentuch und ein wenig Öl einreiben (es reicht eine winzige Menge), damit die Brote am Ende nicht kleben bleiben. Die Masse dann in 4 kleine Fladen auf dem Backblech verteilen. Anschließend noch mit Sesam und Chia-Samen bestreuen. Für ca. 25 Minuten backen und dabei immer im Auge behalten. Wenn die Fladen braun werden aus dem Ofen nehmen und abkühlen lassen.

142. Brot mit Zucchini

Kcal 130 - KH 6,1 - E 5,1 - F 8,8   Fertig in: 45 Min.

Zutaten:
150 g gemahlene Mandeln; 3 Eier; 1 Zucchini; 1 Banane;
1 1/2 TL Weinsteinbackpulver; 1 EL Rosinen; 1 TL Olivenöl;
2 TL Honig; 1 TL Zimt; Salz.

Zubereitung:
Zucchini waschen, klein raspeln, in eine Schüssel mit etwas Salz geben und für einige Minuten stehen lassen. Zucchini danach gut auspressen, so dass die meiste Flüssigkeit rausgedrückt wird. Eier, Banane, Honig und Olivenöl in eine große Schüssel geben und mit einem Handrührgerät verrühren. Zucchini und Rosinen dazugeben und vermischen. Gemahlene Mandeln, Backpulver, Salz und Zimt in eine weitere Schüssel geben und vermischen. Das Ganze dann zur Zucchini-Ei-Mischung geben und verrühren. Kastenform mit Olivenöl einfetten und den Teig hineingeben. Brot bei 180°C im vorgeheizten Backofen für 35 - 40 Minuten backen. Brot abkühlen lassen und aus der Form lösen.

143. Brot mit Sonnenblumenkernen

Kcal 130 - KH 5 g - E 13 g - F 9,7 g   Fertig in: 60 Min.

Zutaten:
500 g Magerquark; 250 g Weizenkleie ohne Zucker; 6 Eier;
1 Pck. Backpulver; 2 TL Salz; 6 EL Sonnenblumenkerne.

Zubereitung:
Eine Kastenform mit Backpapier auslegen. Ofen auf 180° Umluft vorheizen. Magerquark, Eier, Backpulver, 2 gestrichene TL Salz, die Weizenkleie und die Kerne mit einem Mixer zusammenrühren. Die Masse dann in die Kastenform geben. Insgesamt ca. 50 Min. backen. Nach der Backzeit in der Form auskühlen lassen und dann erst herausnehmen.

144. Dinkel-Vollkornbrot

Kcal 160 - KH 12,6 g - E 17,2 g - F 7,9 g   Fertig in: 60 Min.

Zutaten:
250 g Magerquark; 50 g Dinkel-Vollkornmehl; 50 g Eiweißpulver; 20 g Leinsamen geschrotet; 30 g Vollkornhaferflocken; 50 g Sonnenblumenkerne; 2 Eier; 1 TL Backpulver; 1 TL Olivenöl; 1 Prise Salz.

Zubereitung:
Zuerst die trockenen Zutaten, dann Quark und Eier vermischen und unter die trockenen Zutaten geben. Teig ca. 15 Minuten zimmerwarm stehen lassen, einen Laib formen und mit einem Messer einschneiden. Mit etwas Olivenöl bestreichen und bei 160°C Umluft ca. 45 min backen.

145. Focaccia

Kcal 136,8 - KH 0,7g - E 10,7 g - F 10 g   Fertig in : 40 Min.

Zutaten:
5 Eier; 240g Leinsamenmehl; 40g Sesam, geröstet; 75 ml Wasser; 50 ml Olivenöl; 1 TL Knoblauchsalz; 1 TL Backpulver; Schwarzer Pfeffer.

Zubereitung:
Die Eier in einer Rührschüssel verquirlen. Die übrigen Zutaten nach und nach hinzugeben, bis eine glatte Masse entsteht. Den Teig nun etwa 5 Minuten in der Schüssel ruhen lassen, danach in eine Kastenform geben und bei 180 °C für etwa 20 Minuten im Ofen backen.

146. Leinsamenbrot, glutenfrei

Kcal 244,8 - E 13,8 g - E 13,8 g - F 17,5g Fertig in: 45 Min.

Zutaten:
300g Leinsamen, gemahlen; 5 Eiweiß; 2 Eier; 4 EL Olivenöl; 1,5 TL Backpulver, glutenfrei; Ein Schuss Wasser; 1 TL Salz;

Zubereitung:
Zunächst die Eier trennen und das Eiweiß zusammen mit den Eiern zu einer schaumigen Masse verrühren. Nun nach und nach das Wasser und die verbleibenden Zutaten zu der Eiermasse geben und den Teig anschließend in eine kleine (etwa 15 cm) gefettete Kastenform geben. Anschließend im Umluftherd bei 180°C für etwa 30 Minuten backen.

147. Karottenbrot

Kcal 290 - KH 10 g - E 17,5 g - F 18 g Fertig in: 45 Min.

Zutaten:
4 Eier; 3 Karotten; 100 g Crème Fraîche; 80 g Sonneblumenkerne; 60 g Mandelmehl; 2 EL Flohsamenschalenpulver; 1 EL Xylit; 2 TL Backpulver; Eine Prise Salz.

Zubereitung:
Backofen auf ca. 200 °C mit Ober- und Unterhitze vorheizen und ein Backblech verwenden. Alle Zutaten (mit der Ausnahme von einigen Sonnenblumenkernen, die Sie zum drüber streuen aufbewahren) mit einer Küchenmaschine vermischen und den Teig ein paar Minuten ziehen lassen. Teig mit einem Schaber auf das Backblech geben und gleichmäßig verstreichen. Mit einem feuchten Messer einschneiden und noch ein paar zusätzliche Sonnenblumenkerne über dem Brot verstreuen. Ca. 25 bis 30 Minuten backen, bis das Brot schön dunkel wird. Nach dem Backen aus dem Ofen nehmen und abkühlen lassen.

148. Brötchen mit Quark und Paranüssen

Kcal 212 - KH 3,0 g - E 17,1 g - F 13,7 g   Fertig in: 40 Min.

Zutaten:
3 Eier; 250 g Quark 20%; 30 g Mandelmehl nicht entölt;
30 g Paranüsse fein gehackt; 30 g Eiweißpulver;
30 g Flohsamenschalen; 30 g Leinsamen geschrotet;
25 g Leinsamenmehl entölt; 20 g Chia-Samen; 1 TL Backpulver;
1 TL Salz; 1/2 TL Guarkenmehl; 1/2 TL Xylith.

Zubereitung:
Backofen auf 175 Grad Umluft vorheizen. Alle Zutaten in eine Rührschüssel geben und mit einem Handrührgerät oder einer Küchenmaschine mischen. Ein Backblech mit Backpapier auslegen. Mit der Hand 6 runde Brötchen formen und auf dem Blech verteilen. Ca. 30 Minuten backen.

149. Brötchen mit Haferflocken und Chia-Samen

Kcal 123 - KH 11,1 g - E 9,1 g - F 4,6 g   Fertig in: 30 Min.

Zutaten:
4 Eigelb; 2 EL Haferflocken; 2 EL Chia Samen; 2 EL Mandelmehl;
2 EL Dinkelmehl Type 1050; 2 EL Sojamehl; 7 g Trockenhefe;
Eine Prise Salz.

Zubereitung:
Backofen auf 180 Grad vorheizen. Alle Zutaten in eine Schüssel geben und ordentlich verrühren. Mit der Hand 6 runde Brötchen formen und auf das mit Backpapier belegt Backblech legen. Für 20 Minuten backen.

150. Brötchen mit Chia- und Leinsamen

Kcal 198 - KH 5 g - E 16g - F 12g   Fertig in: 40 Min.

Zutaten:

2 Eier; 2 EL Quark; 1 EL Frischkäse; 1 TL stärkefreies Backpulver; 25 g geriebener Käse; 5 EL Flohsamenschalen; 1 EL Chia-Samen; 1 EL Leinsamen geschrotet; 1 Handvoll Sesam.

Zubereitung:

Backofen mit Ober- und Unterhitze auf ca. 200 °C vorheizen. Backblech mit Backpapier bereitlegen. Alle Zutaten (außer Sesam) vermengen, bis ein Teig entsteht. Alles für mindestens 10 Minuten quellen lassen. Aus dem Teig 4 Brötchen formen. Bevor es in den Ofen geht, die Brötchen einschneiden und noch etwas Sesam über die Brötchen streuen. Ungefähr 30 bis 40 Minuten backen. Die Oberfläche sollte goldbraun werden.

SNACKS

151. Zucchini-Rollen mit Lachs und Käse

Kcal 68 - KH 2,3 g - E 3,5 g - F 3 g   Fertig in: 20 Min.

Zutaten:
1 Zucchini; 100 g Frischkäse; 70 g geräucherten Lachs;
1/2 Bund Schnittlauch; 1/2 Zitrone; Salz, Pfeffer aus der Mühle.

Zubereitung:
Zucchini längs in ca. 5 mm dicke Scheiben schneiden. Eine beschichtete Grillpfanne erhitzen und die Zucchinischeiben darin kurz anbraten. Ein paar lange Schnittlauchhalme aussuchen und beiseite legen, um die Zucchinirollen damit zuzubinden. Übrigen Schnittlauch fein hacken, dann mit Hüttenkäse, Meerrettich, Salz und Pfeffer vermengen. Die angebratenen Zucchinischeiben mit der Käsemischung bestreichen, etwas Lachs drauflegen, zusammenrollen und mit Schnittlauch zusammenbinden. Mit etwas frischem Zitronensaft beträufeln und servieren.

152. Pizza-Baguettes

Kcal 429 - KH 15 g - E 32 g - F 25 g   Fertig in: 120 Min.

Zutaten :
50 g Mandelmehl; 50 g Kichererbsenmehl; 40 g geschroteter Leinsamen; 100 ml lauwarmes Wasser; 4 g Trockenhefe; 1 TL Salz; 1 EL Olivenöl; 1/4 Dose gehackter Tomaten; 1 TL Oregano; 3 Scheiben Salami; 1 Scheibe Kochschinken; 1/2 Kugel Mozzarella; 1 Stange Frühlingszwiebel; 1 1/2 EL Joghurt; 1 Tomate; Etwas Basilikum; Salz, Pfeffer.

Zubereitung:
Trockenhefe in lauwarmes Wasser einrühren. Ein paar Minuten stehen lassen. Leinsamen, Mandel- und Kichererbsenmehl in einer Schüssel vermischen. Aufgelöste Hefe und Olivenöl hinzufügen. Alles per Hand verkneten, abdecken und für 70 bis 80 Minuten ziehen lassen. Die gehackten Tomaten in eine Schüssel geben und mit Salz, Pfeffer und Oregano vermischen. Den halben Esslöffel Joghurt hinzufügen und abschmecken. Backofen auf 180 °C mit Ober- und Unterhitze vorheizen. Ein Backblech mit Backpapier bereitstellen. Teig vierteln und jedes Stück auf glatter Oberfläche zwischen zwei Blättern Backpapier mit einem Nudelholz ausrollen. Teig vom Backpapier lösen und auf das Backblech legen. Ränder leicht einrollen. Alles für ca. 15 Min. backen. Schinken in kleine Stücke schneiden, Tomaten und Mozzarella in Scheiben schneiden. Zwiebel in feine Ringe schneiden. Backblech aus dem Ofen nehmen und jedes Pizza-Baguette gleichmäßig mit Tomatensoße bestreichen. Mozzarella darauf verteilen. Dann mit Schinken und Salami und evtl. noch frischen Tomaten belegen. Die belegten Baguettes für weitere 10 bis 15 Minuten backen. Ofen dabei auf Grillfunktion oder auf Oberhitze stellen, und das Backblech auf hohe Position einschieben. Immer im Auge behalten. Sobald der Schinken oder der Mozzarella anfängt leicht braun zu werden, aus dem Ofen nehmen und leicht abkühlen lassen. Mit Pfeffer, Basilikum und Frühlingszwiebel garnieren und servieren.

153. Grünkohl-Chips

Kcal 86 - KH 7 g - E 10 g - F 2 g Fertig in: 20 Min.

Zutaten:
1/2 Tüte Grünkohl, küchenfertig; 1 TL Kokosöl;
1 TL geriebener Parmesan; 1/2 TL Salz.

Zubereitung;
Backofen auf 175°C vorheizen. Kokosöl über den Kohl geben, und gut untermischen. Auf dem Backblech verteilen, mit Parmesan und Salz bestreuen und in den Ofen stellen. Die Chips sind nach ca.10 bis 15 Minuten fertig, wenn sich die Spitzen bräunlich verfärben.

154. Käse-Stäbchen in Sesamkruste

Kcal 342 - KH 2.5 g – E 21.5 g - F 27 g Fertig in: 20 Min.

Zutaten:
100 g Gouda; Ca. 50 g Mandelmehl; 1 Ei;
Ca. 50 g. Sesam (hell); 1 EL Olivenöl.

Zubereitung:
3 Schalen verwenden. Eine mit Mandelmehl, eine mit Ei und die andere mit Sesamsamen füllen. Das Ei mit einer Gabel verquirlen. Käse in etwa ein Zentimeter dicke Stücke schneiden. Käse zuerst in der Schale mit Mandelmehl wenden bis das gesamte Stück mit Mehl bedeckt ist. Anschließend in die Schale mit dem Ei geben und darin wenden. Dann in die Schale mit Sesam geben und ebenfalls darin wenden bis das Stück komplett mit Sesam bedeckt ist. Wiederholen bis alle Nuggets "paniert" sind. Alle Nuggets auf einem Teller sammeln. Olivenöl in einer Pfanne erhitzen. Den Herd maximal auf mittlere Stufe stellen und die Stäbchen langsam braten. Nach kurzer Zeit wenden, bis die Stäbchen und der Sesam goldbraun werden. Nach dem Braten kurz auf ein Küchentuch geben, damit das restliche Öl abtropfen kann. Bevorzugt warm servieren.

155. Rote Bete Carpaccio

Kcal 73 - KH 5,7 g - E 1,5 g - F 4,6 g   Fertig in: 40 Min.

Zutaten:
1 rote Beete; 2 Radieschen; 20 g Rucola; 1 EL Olivenöl;
1/2 EL Balsamico; Muskat, Salz, Pfeffer.

Zubereitung:
Rote Bete in einen vollständig mit Wasser bedeckten Topf geben und für etwa 20-30 Minuten gar kochen. Danach abschälen und in dünne Scheiben schneiden. Rucola waschen und abtropfen lassen. Radieschen putzen und in dünne Scheiben schneiden. Olivenöl, Balsamico, Salz und Pfeffer in eine Schüssel geben und verrühren. Frisch geriebene Muskatnuss dazugeben und durchrühren. Rote Bete auf 2 Teller aufteilen und mit der Balsamicomischung beträufeln. Radieschen und Rucola dazugeben und servieren.

156. Hänchen Nuggets

Kcal 553 - KH 15,7 g - E 73,9 g - Fett 21,0 g   Fertig in: 40 Min.

Zutaten:
350 g Hühnerbrust; 250 ml Sojasoße;
70 g Mandelmehl; 40g Sesam; Salz, Pfeffer.

Zubereitung:
Die Hühnerbrust in Stücke schneiden und leicht salzen. Die Sojasoße in eine Schüssel geben, Sesam und Mandelmehl zusammen in einer anderen Schlüssel vermischen. Nun die Hühnerbruststücke zunächst in die Sojasoße tunken und anschließend mit der Mandelmehlmischung ummanteln. Den Backofen auf 200°C vorheizen und die Hänchen Nuggets auf ein mit Backpapier ausgelegtes Backblech legen. Für 20 bis 25 Minuten goldbraun backen.

LOW CARB GETRÄNKE

157. Mangold-Apfel-Banane Smoothie

Kcal 129 - KH 3,6 g - E 0,1 g - F 0,3 g   Fertig in: 5 Min.

Zutaten:
1 Handvoll Mangold; 1 kleiner Apfel; 1 kleine Banane; 0,5 Teelöffel Kokosöl; 100 ml Apfelsaft; 100 ml Wasser.

Zubereitung:
Apfel teilen und entkernen, Banane teilen. Obst und Gemüse gemeinsam mit den anderen Zutaten in den Mixer geben und bis zur gewünschten Sämigkeit mixen.

158. Avocado-Birnen-Smoothie

Kcal 147,5 - KH 16,3 g - E 1,6 g - F 8,2 g   Fertig in: 5 Min.

Zutaten:
1/2 Avocado; 1 Birne; 2 Orangen, ausgepresst; 1 EL Zitronensaft.

Zubereitung:
Birne entkernen, Avocado schälen und Fruchtfleisch vom Kern befreien. Alle Zutaten in den Mixer geben und ca. 10-15 Sekunden mixen.

159. Blaubeeren-Bananen Smoothie

Kcal 71 - KH 1,7 g - E 0,6 g - F 0,5 g   Fertig in: 5 Min.

Zutaten:
1 große Banane; 200 Gramm Blaubeeren;
1 Pck. Vanillezucker; 100 ml Wasser.

Zubereitung:
Alle Zutaten in den Mixer geben und ca. 1 min. mixen. Eventuell Crushed Eis dazu geben.

160. Banane-Kaffee Smoothie

Kcal 170 - KH 17 g - E 4 g - F 9 g   Fertig: 5 Min.

Zutaten:
1 große Banane; 300 ml kalter Kaffee; 300 ml Kokosmilch;
3 EL gemahlene Mandeln; 1 TL gemahlene Vanille;
1 EL Honig; 4-5 Eiswürfel.

Zubereitung:
Banane in Stücke schneiden. Alle Zutaten in den Mixer geben und mixen bis die Masse cremig wird.

161. Banane-Himbeere-Kokos Smoothie

Kcal 132 - KH - 9,7 g - E 4,9 g - F 7,4 g   Fertig in: 5 Min.

Zutaten:
1 große Banane; 50 g Himbeeren; 250 ml Sojamilch;
150 ml Wasser; 1 EL Kokosöl; 1 TL Zimt.

Zubereitung:
Banane, Himbeeren und Wasser in den Mixer geben und 20-30 Sekunden mixen. Sojamilch, Kokosöl und Zimt dazugeben und nochmals kurz durchmixen.

162. Apfel-Karotten Smoothie

Kcal 62 - KH 2,6 g - E 0,2 g – F 0,0 g   Fertig in: 5 Min.

Zutaten:
2 Äpfel; 2 Karotten; 100 ml Grapefruit Fruchtsaft; 6 Eiswürfel.

Zubereitung:
Äpfel teilen und entkernen, Karotten schälen. Alle Zutaten in den Mixer geben und so lange mixen bis die gewünschte Sämigkeit erreicht ist.

163. Beeren-Orange-Grapefruit-Smoothie

Kcal 233,1 g - KH 26,6 g - E 8,2 g - F 6,7 g   Fertig in: 10 Min.

Zutaten:
100 g gemischte Beeren; 1 Orange; 1 Grapefruit; 2 TL Haferkleie; 1 EL Zitronensaft; 1 TL Leinöl; 250 ml Sojamilch.

Zubereitung:
Bei Verwendung von frischen Beeren, diese kurz abbrausen, abtropfen lassen und verlesen. Bei Tiefkühlware die Beeren auftauen. Nun Orange und Grapefruit schälen, in Spalten teilen und klein schneiden. Alle Früchte in den Mixer geben und 20-30 Sekunden mixen. Zitronensaft und Sojamilch hinzufügen bis zur gewünschten Sämigkeit mixen. Abschießend Haferkleie und Leinöl unterrühren.

164. Avocado-Melone-Kokos-Smoothie

Kcal 201 - KH 7,1 g - E 1,4 g . F 17,1 g   Fertig in: 5 Min.

Zutaten:
1 Avocado; 50 g Honigmelone; 1 EL Kokosöl;
1 Stängel Minze; 100 ml Wasser.

Zubereitung:
Avocado halbieren und das Fruchtfleisch herauslösen. Melone von der Schale schneiden und zusammen mit Avocado, Kokosöl, der Hälfte des Wassers in den Mixer geben und ca. 30 Sekunden mixen. Minze waschen, und mit dem restlichen Wasser in den Mixer geben und für ca. weitere 20 Sekunden mixen.

165. Mango-Kokos-Quark Smoothie

Kcal 240 - KH 20g - E 25g - F 6g   Fertig in: 5 Min.

Zutaten:
1 Mango; 300 g Magerquark; 250 ml Wasser; 100 ml Kokosmilch;
3 EL Kokosraspeln; 1 EL Zitronensaft; Etwas Zimt.

Zubereitung:
Mango schälen und klein schneiden. Alle Zutaten in den Mixer werfen und bis zur gewünschten Sämigkeit mixen.

166. Orange-Karotte-Honigmelone Smoothie

Kcal 132 – KH 3,2 g - E 1,9 g - F 12,4 g Fertig in: 10 Min.

Zutaten:
1 Orange; 1 Karotte; 100 g Honigmelone; 1/2 grüne Paprika; 150 ml Reismilch; 1 Esslöffel Olivenöl.

Zubereitung:
Honigmelone und Orangen schälen, würfeln und in den Mixer geben. Paprika und Möhren klein schneiden und dazu geben. Reismilch und Olivenöl hinzufügen und bis zur gewünschten Sämigkeit mixen.

167. Himbeer-Protein Smoothie

Kcal 555,1 - KH 12,4 g - E 65,1 g - F 25,7 g Fertig in: 5 Min.

Zutaten: 200 g Himbeeren; 3 EL Eiweißpulver; 250 ml Sojamilch.

Zubereitung:
Alle Zutaten in den Mixer geben und 30-40 Sekunden mixen.

168. Blaubeeren-Vanille Smoothie

Kcal 96 - KH 5 g - E 13,2 g - F 1,4 g Fertig in: 5 Minuten

Zutaten:
150 g Blaubeeren; 100 g Sojajoghurt;
25 g Vanille Eiweißpulver ; 200 ml Wasser.

Zubereitung:
Alle Zutaten in den Mixer geben und ca. 1 Minute mixen.

169. Apfel-Orange-Kiwi Smoothie

Kcal 65 - KH 2,8 g - E 0,2 g - F 0,0 g   Fertig in: 5 Min.

Zutaten: 4 Orangen; 2 Äpfel; 4 Kiwis; 50 ml Wasser.

Zubereitung:
Die Orangen schälen. Den Apfel und die Kiwis schälen und in Stücke schneiden. Alle Zutaten mit dem Wasser in den Mixer geben und ca. 30 Sekunden mixen.

170. Rote Beete-Apfel-Smothie

Kcal. 71,5 - KH 14,5g - E 1,0 g - F 0,2g   Fertig in: 5 Min.

Zutaten: 1 Rote Bete; 1 Apfel; 1 Prise Zimt; 250 ml Kokoswasser.

Zubereitung:
Rote Beete schälen und in Stücke schneiden. Apfel schälen, entkernen und in Stücke schneiden. Alle Zutaten in den Mixer geben und ca. 30 Sekunden mixen.

171. Banane-Vanille Smoothie

Kcal 217 - KH 20,5 g - E 30,7 g - Fett 0,8 g   Fertig in: 5 Min.

Zutaten:
400 g Magerquark; 1 Banane; 200 ml Wasser;
4 Tropfen Vanillearoma.

Zubereitung:
Banane schälen und in Stücke schneiden. Mit den anderen Zutaten in den Mixer geben und ungefähr 30-40 Sekunden mixen.

172. Apfel-Zimt Smoothie

Kcal 195 - E 30,2 g - KH 16 g - F 1 g Fertig in: 5 Min.

Zutaten:
400 g Magerquark; 250 ml Wasser; 1 großer Apfel; 1 Prise Zimt.

Zubereitung:
Apfel schälen, entkernen und in Stücke schneiden. Mit den anderen Zutaten in den Mixer geben und ungefähr 30-40 Sekunden mixen.

173. Sellerie-Ananas Smoothie

Kcal 113,5 - KH 19,7 g - E 3,8 g - F 0,7 g Fertig in: 5 Min.

Zutaten:
2 Stangen Staudensellerie; 1 Handvoll Babyspinat; 1/2 Ananas;
1 Pfirsich; 1 Stück Ingwer, daumengroß; 300 ml Wasser.

Zubereitung:
Sellerie und Pfirsich waschen und in Stücke schneiden. Ananas schälen und in Stücke schneiden. Alle Zutaten in den Mixer geben und ca. 20-30 Sekunden mixen.

174. Spinat-Gurke-Banane Smoothie

Kcal 103,5 - KH 18,7 g - E 3,6 g - F 0,7 g Fertig in: 5 Min.

Zutaten:
2 Handvoll Babyspinat; 150 ml Kokoswasser;
1/2 Salatgurke; 1 Banane; 2 Aprikosen.

Zubereitung:
Gurke schälen und in Stücke schneiden. Aprikosen und Spinat waschen. Alle Zutaten in den Mixer geben und ca. 20-30 Sekunden mixen.

KUCHEN UND DESSERTS

175. Mandelkuchen Low Carb (12 Portionen)

Kcal 141 - KH 1 g - E 6 g - F 9 g Fertig in: 70 Min.

Zutaten:
6 Eier; 150 g gemahlene Mandeln; 1 Orange; 1 Zitrone; 1 Prise Salz; 1 Prise gemahlener Bourbon-Vanille; 1/2 TL Zimt; 120 g Xylit; 40 g Puder-Xylit; Fett für die Form; Alufolie.

Zubereitung:
Ofen auf 175°C Umluft vorheizen. Orange und Zitrone unter Wasser abbrausen, abtrocknen und die Schale fein abreiben. Die Orange auspressen. Eier trennen und die Eiweiße mit der Prise Salz steif schlagen. Eigelb, Bourbon-Vanille und Xylit cremig rühren. Gemahlene Mandeln, Schalenabrieb, Zimt und Orangensaft unterrühren. Eischnee unter die Mandelmasse heben. Mandelmasse in die Kuchenform füllen und im vorgeheizten Backofen ca. 50 - 60 Minuten backen. Den Kuchen ca. 10 Minuten vor dem Ende der Backzeit mit Alufolie abdecken damit er nicht zu dunkel wird. Kuchen aus dem Ofen und der Form nehmen und auskühlen lassen. Mandelkuchen mit Puder-Xylit bestreuen.

176. Schokokuchen mit Quark (10 Portionen)

Kcal 145 - KH 4 g - E 7 g - F 11.5 g Fertig in: 40 Min.

Zutaten:
250 g Speisequark (40%); 175 g Frischkäse (0,2%); 2 Eier ;
175 g Mascarpone; 4 EL Xylit; 20 g Vanillepudding-Pulver;
1 Vanilleschote; 1 Messerspitze Vanillezucker; 2 EL Rohkakao;
3 EL Milch; 1 EL Xucker Schoko-Drops; Etwas Butter oder Öl.

Zubereitung:
Backofen auf ca. 180 °C mit Ober- und Unterhitze vorheizen und eine Springform (ca. 25 cm Durchmesser) bereitstellen. Den Boden mit etwas Butter oder Öl einfetten und am besten noch ein oder zwei Lagen Backpapier mit dem Boden in die Form drücken, dass die Seiten davon bedeckt sind. Alle Zutaten (außer Rohkakao Milch) in einer Schale vorsichtig vermischen. Mit einem Schneebesen alles vermengen bis ein gleichmäßiger Teig entsteht. Den Großteil des Teiges in die Form gießen. Eine Masse von ca. 5 EL in der Schale behalten. Den Rest mit dem Rohkakao und der Milch vermischen. Die Schokomasse sollte eine ähnliche Konsistenz wie der helle Teig haben. Eventuell noch etwas Milch nachgeben. Die Schokomasse in mehreren Klecksen auf der hellen Masse verteilen, mit einer Gabel kreisförmig vermischen und verquirlen. Der Kuchen muss anschließend nicht glattgestrichen werden. Alles für ca. 30 Minuten im Ofen backen. Zum Schluss ein paar Schokodrops auf dem Kuchen verteilen. Etwas abkühlen lassen und erst dann aufschneiden.

177. Low Carb Tiramisù (12 Portionen)

Kcal 1837 - KH 13,3 g - E 47,5 g - F 171,5 g Fertig in: 30 Min.

Zutaten:
500 g Mascarpone; 100 g gemahlene Mandeln; 5 ganze Eier; 3 Eigelb; 150 ml Kaffee; 4 EL Xylit; 1 TL Kakao.

Zubereitung:
Backofen auf 180 Grad vorheizen. Eier trennen. Die 5 Eigelb mit 2 EL Xylit, den gemahlenen Mandeln in eine Schüssel geben, gut vermischen und unter das Eiweiß heben. Die Masse in einer Auflaufform verteilen und für circa 20 Minuten im Backofen backen. Danach herausnehmen und nach dem Abkühlen in einzelne Stücke schneiden, die in den Kaffee getränkt werden. Mascarpone mit 3 Eigelb und 2 EL Xylit vermengen und gründlich mischen. Eine Teigschicht mit der Mascarpone-Creme bestreichen und mit einer anderen Teigschicht bedecken. Diesen Vorgang wiederholen, bis alle Zutaten verbraucht sind. Das Tiramisù mindestens 5-6 Stunden im Kühlschrank ziehen lassen und vor dem Servieren mit Kakao bestreuen. Wichtiger Hinweis: den Tiramisu innerhalb von 2 Tagen verspeisen, da sonst die rohen Eier Magenprobleme verursachen könnten.

178. Kokos-Pudding mit Himbeeren und Chia-Samen

Kcal 500 - KH 15,8 g - E 11 g - F 76 g   Fertig in: 10 Min.

Zutaten:
500 ml Kokosmilch; 150 g Himbeeren; 60 g Chia Samen;
1 Kiwi; 2 Stängel frische Minze; 1 TL Agavendicksaft.

Zubereitung:
Himbeeren waschen und etwa 2/3 davon im Mixer pürieren. Chia-Samen in die Milch geben und solange verrühren, bis keine Klümpchen mehr zu sehen sind. Himbeerpüree und Agavendicksaft zum Chia-Pudding geben und gut verrühren. Den Pudding mindestens 4 Stunden, besser über Nacht im Kühlschrank, quellen lassen. Kiwi schälen und in Stücke schneiden. Minze grob hacken und mit der Kiwi vermischen. Früchte auf den Pudding geben und mit Minzblättern dekorieren.

179. Apfel-Käsekuchen (10 Portionen)

Kcal 115 - KH 4 g - E 11.5 g - F 5.5 g   Fertig in: 35 Min.
Zutaten:
250 g Magerquark; 200 g Frischkäse; 80 g Mandeln; 2 ganze Eier;
2 Eiklar; 1 TL Backpulver; 2 EL Xylit; 30 g Vanille-Proteinpulver;
Etwas Vanille; 1 Apfel; Etwas gehackte Haselnusskerne.

Zubereitung:
Backofen auf ca. 180 Grad mit Umluft vorheizen und eine Springform mit Backpapier auskleiden. Alle Zutaten (mit der Ausnahme vom Apfel und der Haselnusskerne) in einer Küchenmaschine vermischen. Anschließend in die Springform geben. Apfel waschen und vierteln. Kerne und Strunk entfernen und mit einem Gemüsehobel in feine Schnitze schneiden. Schnitze auf dem Kuchen verteilen. Die Schnitze dürfen auch leicht einsinken. Ein paar Haselnusskerne darüber verstreuen. Alles für ca. 25 Minuten backen. Danach abkühlen lassen.

180. Quarkkuchen (8 Portionen)

Kcal 90,7 - KH 4,8 g - E 12,5 g - F 2,1 g Fertig in: 70 Min.

Zutaten:
500 g Quark; 2 Eier; 2 EL Konjakmehl; Eine Handvoll Blaubeeren; 1/2 Fläschchen Vanillearoma; Etwas Xylit.

Zubereitung:
Backofen auf 150°C vorheizen. Alle Zutaten (bis auf die Blaubeeren) in eine Rührschüssel geben und zu einem glatten Teig verrühren. Dann die Blaubeeren unterheben. Teig in eine 20 cm Ø Springform geben und ca. 60 Minuten backen. Wenn der Kuchen anfängt braun zu werden, Backpapier über die Springform legen. Nach der abgelaufenen Backzeit sollte der Kuchen im Ofen bleiben, damit er nicht zusammenfällt. Um ihn langsam abkühlen zu lassen, sollte man den Backofen einfach einen Schlitz weit öffnen.

181. Heidelbeeren-Joghurt-Creme

Kcal 70 - KH 4,3 g - E 5 g - F 2,5 g Fertig in: 10 Min.

Zutaten:
400 Sojajoghurt; 125 g Heidelbeeren; 1 Bourbon Vanilleschote; 1 Ei (nur das Eiweiß); 1 TL Xylit.

Zubereitung:
Heidelbeeren waschen und abtropfen lassen. Vanilleschote längs aufschneiden und mit einem Messer das Mark herauskratzen. Joghurt, Vanillemark, Xylit und 3/4 der Heidelbeeren mit dem Stabmixer pürieren. Eiweiß steif schlagen und unter die Creme heben. Heidelbeer-Joghurt-Creme in Schüsseln füllen, mit den restlichen Heidelbeeren dekorieren und servieren.

182. Erdbeer-Quarkkuchen (12 Portionen)

Kcal 231 - KH 4 g - E 17 g - F 15 g Fertig in: 75 Min.

Zutaten:
250 g Magerquark; 200 g mageren Frischkäse;
200 g körniger Frischkäse; 125 g gemahlene Mandeln;
125 g gemahlene Haselnusskerne; 1 Handvoll frische Erdbeeren ;
60 g Vanille-Proteinpulver; 1/2 Pkg. Backpulver; 3EL Xylit; 6 Eier;

Zubereitung:
Backofen auf ca. 200 Grad mit Umluft vorheizen und eine Springform mit Backpapier auskleiden. Kuchenboden: Die gemahlenen Mandeln, die gemahlenen Haselnusskerne, das Backpulver und ein Esslöffel Xucker Light in eine Schüssel geben. Ein ganzes Ei dazu geben und drei Eier trennen. Das Eiweiß steif schlagen und ebenfalls in die Schüssel geben. Alles vermischen. Alles in die Springform geben und mit einem Schaber oder per Hand verteilen. Auch die Ränder auskleiden. Alles für ca. 15 Minuten backen. Dann aus dem Ofen nehmen und abkühlen lassen. In der Zwischenzeit die Quarkfüllung vorbereiten. Quarkfüllung: Magerquark, Frischkäse in eine Schüssel geben. Die drei Eigelb (übrig vom Kuchenboden) in die Schüssel geben. Zwei Eier trennen und das Eiweiß steif schlagen (die beiden Eigelb werden für den Kuchen nicht mehr benötigt). Das Eiweiß mit zur Masse geben. Ein paar Erdbeeren können nun auch hier schon in die Quarkmasse gegeben werden. Vorher vom Grünzeug entfernen, waschen und in kleine Stücke schnippeln. Zum Schluss noch das Vanille-Proteinpulver und zwei Esslöffel Xylit in die Masse einrühren. Dann alles cremig schlagen und anschließend auf den Kuchenboden leeren. Alles für ca. 30 Minuten backen, bis sich die Oberfläche braun färbt. Aus dem Ofen nehmen und abkühlen lassen. Die Erdbeeren waschen und in Scheiben schneiden und auf den Kuchen legen.

183. Schoko-Nuss-Möhren Kuchen (12 Portionen)

Kcal 284,7 - KH 8,4 g - E 16,7 g - F 20,1 g Fertig in: 50 Min.

Zutaten:
500 ml Joghurt fettarm; 250 g Mandelmehl; 100 g Haselnussmehl; 50 g Dinkel-Vollkornmehl; 300 g Möhren; 50 g Casein; 4 Eier; 2,5 Päckchen Backpulver ; 4 EL Kakaopulver schwach entölt; 7 EL Xylit.

Zubereitung:
Möhren relativ fein Raspeln. Alle mehligen Zutaten gut miteinander vermengen. Eier, Joghurt und Xylit dazugeben und mit dem Handrührgerät ordentlich vermengen. Das Ganze in einer gut gefetteten Springform bei 170° C ca. 40 min auf mittlerer Schiene im Ofen backen und in der Form auskühlen lassen.

184. Panna Cotta

Kcal 252 - KH 5,8 g - E 4,2 g - F 22,6 g Fertig in: 15 Min.

Zutaten:
150 ml Sahne; 100 g Himbeeren; 2 Blättchen Gelatine; 2 TL Vanillepulver; 2 TL Xylit.

Zubereitung:
Sahne in einem Topf erwärmen und mit Vanillepulver und Xylit abschmecken. Anschließend die Gelatine einrühren. Die Masse in Förmchen abfüllen und mindestens 4-5 Stunden im Kühlschrank ruhen lassen. Vor dem Servieren die Himbeeren in einem Topf erwärmen und auf einem Teller mit der Panna Cotta anrichten.

185. Marmorkuchen (12 Portionen)

Kcal 185,2 - KH 3,3 g - E 14,1 g - F 11,9 g Fertig in: 60 min.

Zutaten:

230g Mandelmehl; 4 EL Eiweißpulver, neutral; 5 Eier; 80 g Butter; 3 TL Kakaopulver, entölt; 1 Fläschchen Butter-Vanille-Aroma; 4 EL Mascarpone; 1 Päckchen Backpulver; Süßstoff nach Belieben;

Zubereitung:

Backofen auf 160°C vorheizen (Heißluft). Zunächst die Butter cremig schlagen und nach und nach das Vanille-Aroma, das Backpulver, das Eiweißpulver und die Mascarpone hinzugeben. Das Mandelmehl abwechselnd mit den Eiern zum Teig hinzufügen bis schließlich eine cremige Masse entsteht. Anschließend mit Süßstoff süßen. Nun etwa die Hälfte des Teigs nehmen und diesen in eine gefettete und mit Semmelbröseln ausgeschwenkten Gugelhupf-Form geben. In die andere Hälfte des Teigs das Kakaopulver geben, gut verrühren. Evtl. noch einmal mit etwas Süßstoff nachsüßen. Nun die dunkle, kakaohaltige Masse auf die helle Masse geben und mit einer Gabel eine „8“ durch den Teig ziehen, so dass ein leichtes Muster entsteht. Kuchen für etwa 35 bis 45 Minuten im Backofen backen. Vor dem servieren abkühlen lassen.

186. Vanillecreme mit Heidelbeeren und Johannisbeeren

Kcal 180 - KH 6,4 g - E 10 g - F 11,6 g   Fertig in: 15 Min.

Zutaten:
100 g Quark; 100 g Sojajoghurt; 50 ml Sahne; 30 g Heidelbeeren; 30 g Johannisbeeren; 15 g Pistazien; Mark von 1/2 Vanilleschote; 1/2 Limette; Xylit Puderzucker.

Zubereitung:
Sahne mit einem Schneebesen aufschlagen. Vanille längs halbieren und mit dem Messerrücken das Mark herauskratzen. Pistazien klein hacken. Beeren waschen und verlesen. Limette waschen und die Hälfte der Schale abreiben. Quark, Sojajoghurt, Puder-Xylit und das Vanillemark in einer Schüssel verrühren. Die aufgeschlagene Sahne und Limettenabrieb vorsichtig darunterheben und glatt streichen. Die Vanillecreme in kleine Schälchen verteilen, die Beeren und die gehackten Pistazien als Topping obendrauf geben.

187. Schoko-Käsekuchen   (8 Portionen)

Kcal 137 - KH 3.9 g - E 15 g - F 6.6 g   Fertig in: 40 Min.

Zutaten:
300 g Quark (20%); 300 g Frischkäse 0,2%;
300 g körniger Frischkäse; 6 Eier; 45 g Schoko-Proteinpulver;
1 1/2 EL Backpulver; 3 TL Schoko-Puddingpulver; 180 g Xylit;
1 1/2 EL Kakao; Etwas Vanillearoma; Etwas gehackte Nüsse.

Zubereitung:
Backofen auf ca. 180 °C mit Umluft vorheizen und ein Backblech mit Kuchenform bereitstellen. Alle Zutaten in einer großen Schüssel oder mit einer Küchenmaschine zu einem gleichmäßigen Teig verrühren. Alles in die eingefettete Kuchenform füllen und glattstreichen. Ca.30 Minuten backen und dabei ständig im Auge behalten. Aus dem Ofen holen und abkühlen lassen.

188. Erdnusscreme-Torte (8 Portionen)

Kcal 389 - KH 2,5 g - E 7,9 g - Fett 39,0 g Fertig in: 35 Min.

Zutaten:
150 Gramm gemahlene Mandeln; 150 Gramm flüssige Butter; 200 Gramm Schmand; 35 Gramm Sojamehl; 0,5 TL Backpulver; 75 ml Natürliches Mineralwasser mit Kohlensäure; 1 Banane; 50 Gramm Erdnusscreme; Etwas Stevia Streusüße.

Zubereitung:
Backofen auf 180 Grad vorheizen und darin kurz die Butter verflüssigen. Sojamehl mit Mineralwasser vermischen. Mandeln mit Backpulver vermischen. Banane zermalmen. Alles zusammen mit der flüssigen Butter in eine Schüssel geben und mit einem Handrührgerät zu einem Teig verarbeiten. Masse in die eingefettete Backform geben und für 20 Minuten backen. Gut auskühlen lassen Schmand mit Erdnusscreme verrühren und etwas Stevia Streusüße hineingeben. Creme auf Tortenboden streichen.

189. Schokolade-Kirschkuchen (12 Portionen)

Kcal 138 - KH 6.9 g - E 6 g - F 8.6 g Fertig in: 45 Min.

Zutaten:
6 Eier; 200 g Zartbitterschokolade, zuckerfrei; 200 g Beerenmix; 50 g Streusüße; 1 Päckchen Tortenguss; 1 Prise Salz.

Zubereitung:
Eier trennen und das Eiweiß mit der Prise Salz steif schlagen. Die Schokolade über einem heißen Wasserbad erwärmen. Beiseite stellen und leicht abkühlen lassen. Das Eigelb mit der Streusüße verrühren. Nun die Schokolade einrühren und den Eischnee unterheben. In einer Springform etwa 30 Minuten bei 150 Grad backen. Nachdem der Teig abgekühlt ist, den aufgetauten Beerenmix auf dem Schokoboden verteilen und den Tortenguss darüber geben. Fest werden lassen.

190. Erdnussbutterkekse (12 Kekse)

Kcal 75 - KH 1,1 g - E 3,9 g - F 5,8 g Fertig in: 20 Min.

Zutaten:
120 g Erdnussbutter; 1 Ei; 1 TL Vanille-Aroma; 1 TL Xylit.

Zubereitung:
Alle Zutaten in einer Rührschüssel zu einem Teig verkneten. Nun mithilfe von zwei Teelöffeln kleine Kugeln formen und diese auf einem mit Backpapier ausgelegten Backblech platzieren. Bei 180 °C etwa 12 Minuten goldbraun backen.

191. Vanille Muffins (12 Portionen)

Kcal 196 - KH 1,7 g - E 6,1 g - F 16,8 g Fertig in: 30 Min.

Zutaten:
200 g Mandelmehl, teilentölt; 1 TL Weinsteinbackpulver;
75 g Butter; 4 Eier; 1 Bourbon Vanilleschote; 1 Prise Salz;
40-50 g Xylit; Zartbitterschokolade 85%, Menge nach Belieben.

Zubereitung:
Vanilleschote längs aufschneiden und das Mark mit einem Messer herauskratzen. Butter in einem kleinen Topf schmelzen. Schokolade hacken. Eier trennen. Eiweiß und Xylit in einer Schüssel schaumig schlagen. Eigelb und flüssige Butter verrühren. Anschließend Mehl, Backpulver und Vanillemark hinzugeben und verrühren. Zur Teigmasse Eischnee und Schokolade geben und vorsichtig unterheben. Muffinsteig in 12 kleine Förmchen füllen und bei 160 °C in den vorgeheizten Backofen auf mittlerer Schiene 15-20 Minuten backen. Nach 15 Minuten Stäbchenprobe durchführen, ob noch etwas kleben bleibt, eventuell Muffins dann noch ein paar Minuten backen lassen. Muffins lauwarm servieren.

192. Kirschkuchen (12 Portionen)

Kcal 138 - KH 6.9 g - E 6 g - F 8.6 g Fertig in: 35 Min.

Zutaten:

500 g Kirschen; 8 Eier; 6 EL Xylit; 60 ml Kokosmilch;
50 g Butter; 2 Vanilleschoten; 2 TL Flohsamenschalenpulver;
80 g Kokosmehl; 2 TL Backpulver; Etwas Kokosöl;
Etwas Puderxylit.

Zubereitung:

Backofen auf ca. 180 °C mit Ober- und Unterhitze vorheizen und ein Backblech bereitlegen. Die Form etwas einfetten. Die Kirschen waschen und entkernen. Die Vanilleschoten längs mit einem scharfen Messer aufschneiden und das Vanillemark herauskratzen. Alle flüssige Zutaten mit einem Küchengerät oder einem Rührbesen vermischen und das Vanillemark dazu geben. Die trockenen Zutaten separat vermischen und dann zu der flüssigen Masse geben und alles gut miteinander vermischen bis eine gleichmäßige Masse entstanden ist. Dann nach Belieben die Kirschen vorsichtig in den Teig drücken. Alles für ca. 25 Minuten backen. Zum Testen einen Zahnstocher in den Teig stecken und wieder herausziehen. Wenn noch flüssiger Teig hängen bleibt, dann kann der Kuchen noch ein paar Minuten im Ofen bleiben. Leicht abkühlen lassen und mit etwas Puderxylit berieseln.

193. Mascarpone-Aprikosen Dessert (6 Portionen)

Kcal 170 - KH 2,2 g - E 2,1 g - F 17,0 g Fertig in: 10 Min.

Zutaten:
750 Gramm Mascarpone; 300 Gramm Aprikosen ohne Schale; 300 Gramm Joghurt; 3 Eier; 20 Gramm Chia Samen; Etwas Xylit.

Zubereitung:
Mascarpone mit Eiern verrühren. Joghurt mit Chia Samen verrühren und mit Xylit abschmecken. Aprikosen klein schneiden, außer zwei Stücke. Dessertschalen bereitstellen. Joghurtcreme mittig füllen. Die kleinen Pfirsichstücke drumherum verteilen und die großen Stücke mittig darauf setzen.

194. Vanille-Kekse (16 Portionen)

Kcal 124 - KH 1,2 g - E 11,0 g - F 8,4 g Fertig in: 25 Min.

Zutaten:
100 g Butter; 4 Eier; 200 g Eiweißpulver, neutral oder Vanille; 4 EL Vanille-Aroma; 6 EL Xylit; 3 EL Sahne; 1 Prise Natron.

Zubereitung:
Backofen auf ca. 200 °C vorheizen. Alle Zutaten in eine Rührschüssel geben und verkneten, bis eine feste Teigmasse entsteht. Nun kleine Kügelchen aus dem Teig formen und auf dem mit Backpapier ausgelegten Backblech platzieren. Die Kekse etwa 15 bis 20 Minuten goldgelb im Ofen backen.

195. Heidelbeer-Mascarpone-Creme mit frischer Minze

Kcal 102 - KH 3,4 g - E 16,1 g - F 2,5 g Fertig in: 10 Min.

Zutaten:
200 g Mascarpone; 100 g Sojajoghurt; 50 g Heidelbeeren;
1 TL Xylit ; 1 Limette; Frische Minze.

Zubereitung:
Sojajoghurt, 3/4 der Heidelbeeren, Xylit, und ein paar frische Minzblätter mit einem Rührstab verquirlen. Mascarpone mit dieser Mischung vermengen und restliche Heidelbeeren mit einem Löffel unterheben. Creme mit etwas Limettensaft abschmecken. In zwei Dessert-Schalen aufteilen und mit frischer Minze dekorieren.

196. Kokoscreme mit Mango

Kcal 263,5 - KH 21,1 g - E 15,3 g - F 12,5 g Fertig in: 10 Min.

Zutaten:
1 Mango; 200 g Magerquark; 4 EL Kokosmilch, ungesüßt;
10 Cashewnüsse; Etwas Xylit.

Zubereitung:
Mango schälen, das Fruchtfleisch rund um den Stein abschneiden und in gleichmäßige Scheiben schneiden. Auf Desserttellern anrichten. Den Quark mit der Kokosmilch und dem Xylit zu einer cremigen Masse verrühren und auf dem Mangofruchtfleisch verteilen. Dann die Cashewkerne hacken, in eine Pfanne geben und unter Rühren goldbraun rösten. Über das Dessert streuen.

197. Mandel-Orangenkuchen (12 Portionen)

Kcal 195 - KH 6 g - E 21 g - F 7.8 g Fertig in: 35 Min.

Zutaten:
1 große Orange; 9 Eier; 375 g Mandelmehl; 1 1/2 TL Backpulver; 120 g mageren Joghurt; 150 g mageren Frischkäse; 6 EL Xylit; Etwas Vanillearoma; Etwas Salz; Etwas Puderxylit.

Zubereitung:
Backofen auf ca. 180 °C vorheizen und ein Backblech mit Backpapier bereitstellen. Orange waschen und anschließend Schälen. Einen Teil der Schale aufheben. Die Orange vierteln und etwas von den Fruchtfäden und evtl. von Kernen befreien. Orange in einer Küchenmaschine rühren. Es dürfen noch vereinzelt Fruchtfleischstücke erhalten bleiben. Danach Eier, Mandelmehl, Backpulver, 5 EL Xylit, Vanille und Salz dazu geben und vermischen. Die Masse teilen und je in einer geschlossenen kleinen runden Form mit ca. 15-20cm Durchmesser geben. Die Hälften für etwa 20 bis 25 Minuten backen und danach komplett abkühlen lassen. In der Zwischenzeit die mittlere Schicht vorbereiten: Frischkäse und Joghurt mit 1 EL Xylit verrühren. Einen Teil der Orangenschale in hauchdünne Streifen schneiden. Eine Hälfte des Kuchens mit der glatten Seite nach unten auf einen Teller legen. Mit einem langen Messer die leicht gewölbte Oberfläche gerade abschneiden, so dass die zweite Hälfte bündig und gerade darauf passt. Die Zwischenschicht darauf geben und alles mit der oberen Schicht des Kuchens abdecken. Die Masse wird zu den Seiten etwas herauslaufen. Einfach entfernen. Den Kuchen nochmal ein paar Stunden ruhen lassen, so dass die mittlere Schicht etwas aushärten kann. Den Kuchen mit etwas Puderxylit und Orangenstreifen verzieren.

198. Möhrenkuchen (12 Portionen)

Kcal 415 - KH 3,7 g - E 14,9 g - F 32,5 g Fertig in: 60 Min.

Zutaten:
350 g Möhren; 250 g Mandelmehl; 200 g Mandeln, gemahlen; 2 TL Weinsteinbackpulver; 150 g Xylit; 2 TL Zimt; 4 Eier; 100 g Puderxylit; 250 ml Pflanzenöl ; 1 Spritzer Zitrone, frisch; 1 Vanilleschote; 1 Prise Salz.

Zubereitung:
Möhren fein raspeln, beiseite stellen. Ofen auf 180 Grad vorheizen. Mandelmehl, Weinsteinbackpulver, Zimt, Mandeln, Xylit und eine Prise Salz in eine Schüssel geben und vermengen. Eier, Öl und das Mark der Vanilleschote hinzugeben. Dann die geraspelten Möhren und einen Spritzer Zitrone unterheben. Teig in eine ausgefettete Springform geben und für ca. 40 Minuten bei 180°C Umluft backen. Kuchen abkühlen lassen und mit Puderxylit bestreuen.

199. Mousse Au Chocolat low carb

Kcal 295 - KH 11 g - E 54 g - Fett 2,3 g Fertig in: 10 Min.

Zutaten:
500 g Magerquark; 60 g Eiweißpulver, Schokoladengeschmack; 2 TL Flohsamenschalen; 2 TL Kaffeegranulat; 1 TL Kakaopulver, ungesüßt; 6 Tropfen Rumaroma; Etwas Wasser; Etwas Xylit.

Zubereitung:
Alle Zutaten mischen und zu einer glatten Masse verrühren. Das Wasser nach und nach hinzugeben, um zu vermeiden, dass es am Ende zu flüssig wird. Nun mindestens 2 Stunden im Kühlschrank ruhen lassen.

200. Kokosmakronen

(24 Portionen. 2 Stück = 1 Port.)

Kcal 105 - KH 10,1 g - E 2,2 g - F 6,1 g   Fertig in: 60 Min.

Zutaten:
150 g Kokosraspeln; 3 Eiweiß; 150 g Puderzucker;
40 g Mandelmehl; 1 Limette; 1 Prise Salz.

Zubereitung:
Backofen auf 160°C Umluft vorheizen. Limette heiß abspülen, trockenreiben und die Schale fein abraspeln. Kokosraspeln mit dem Mandelmehl in einer Schüssel vermischen, anschließend 1 TL Limettenraspeln untermischen. Limette auspressen. Eiweiße mit 1 TL Limettensaft und einer Prise Salz steifschlagen. Puderzucker fein sieben, unter ständigem Rühren hineinrieseln lassen und so lange schlagen bis ein fester Eischnee daraus wird. Die Kokos-Mehl-Mischung mit einem Gummispachtel unter den Eischnee heben. Ein Backblech mit Backpapier auslegen. Aus der Kokos-Eischnee-Masse mithilfe von 2 Teelöffeln im Abstand von etwa 5 cm 48 Kokosmakronen auf das Backpapier geben. Kokosmakronen für etwa 10 Minuten hellbraun backen, danach auf ein Kuchengitter heben und abkühlen lassen.

6. Schlusswort - Rechtliches - Impressum

Ich hoffe das Ebook hat Ihnen gefallen und Sie können so viele Rezepte wie möglich ausprobieren. Es würde mich freuen, wenn Sie Low Carb in Ihr tägliches Leben integrieren und vom positiven Nutzen auf Ihre Gesundheit profitieren könnten.

Wenn Ihnen das Buch gefallen hat und Sie etwas Positives daraus für sich ziehen konnten, dann wäre ich Ihnen sehr dankbar, wenn Sie sich 1 Minute Zeit nehmen und mir eine kurze Rezension auf Amazon schreiben.

Die hier dargestellten Informationen sind nach bestem Wissen und Gewissen überprüft, dennoch können Fehler nicht ausgeschlossen werden. Es wird vom Autor keinerlei Haftung übernommen für Schäden irgendeiner Art, die sich direkt oder indirekt aus dem Gebrauch der hier vorgestellten Anwendungen ergeben. Es wird keine Gewähr für Vollständigkeit und Richtigkeit des Inhaltes übernommen. Somit ist jegliche Haftung ausgeschlossen.

Impressum

Claudia Beck

c/o Global Resource

Resavska 19

11000 Beograd

ISBN-13: 978-1540730220

ISBN-10: 1540730220

8770206R00084

Printed in Germany
by Amazon Distribution
GmbH, Leipzig